U0339547

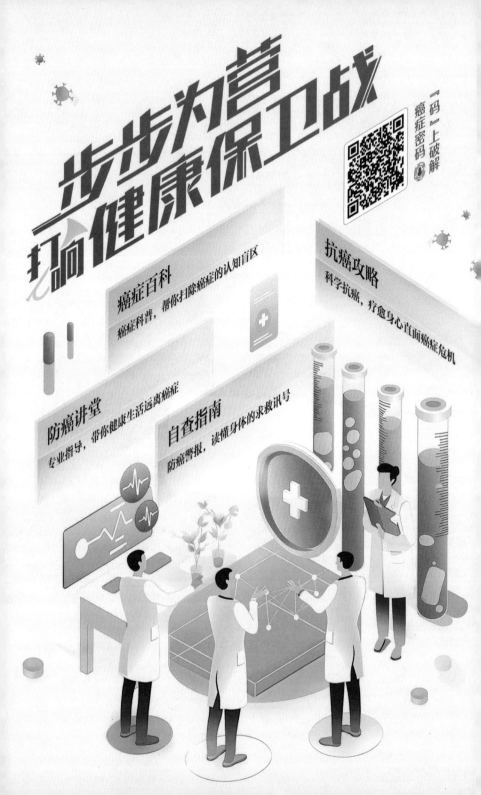

抗癌防癌你问我答

甘肃科学技术出版社

甘肃·兰州

图书在版编目（CIP）数据

抗癌防癌你问我答 / 周江红主编. -- 兰州 ：甘肃
科学技术出版社，2024.10
ISBN 978-7-5424-3187-5

Ⅰ．①抗… Ⅱ．①周… Ⅲ．①癌－防治 Ⅳ．①R73

中国国家版本馆 CIP 数据核字 (2024) 第 031406 号

抗癌防癌你问我答

周江红　主编

责任编辑　李叶维

出　版　甘肃科学技术出版社
社　址　兰州市曹家巷 1 号　730030
电　话　0931-2131572(编辑部)　0931-8773237(发行部)

发　行　甘肃科学技术出版社
印　刷　兰州人民印刷厂
开　本　787mm×1092mm　1/32　印　张　10　字　数　270 千
版　次　2024 年 10 月第 1 版
印　次　2024 年 10 月第 1 次印刷
印　数　1~2700
书　号　ISBN 978-7-5424-3187-5　定　价　48.00 元

图书若有破损、缺页可随时与本社联系:0931-8773237
本书所有内容经作者同意授权,并许可使用
未经同意,不得以任何形式复制转载

编 委 会

主　编　周江红

副主编　王　军　杨碎胜　王　娟

编　委（排名不分先后）

梁　瑛　谢　玮　杨　帆　王扶娟　李海军

杨其洲　李树坪　田　甜　张　洁　朱玉霞

汪阿喜　康萍萍　骆　静　杨爱文　包蔚郁

肖燕芳　陈　静　黄赛珍　尤建霞　杨晓娟

黄登辉　雷丽梅　刘虎琴　李　莹　王　妮

李　婷　杨国华

让科学真理之光入土生根照亮我们
——写在"甘肃省科普系列丛书"出版之时

什么是科学?与其说科学是人类基于客观感知所总结的知识体系,在这里,我倒是更愿意说,科学是人类文明的灯塔,推动历史的车轮滚滚向前;科学是对一个又一个"为什么"的回答,不断拓展我们的思维认识。它宏大而又微小、抽象而又具体,就在我们身边,潜移默化、润物细无声地影响着我们的生活。但往往因为那些晦涩的名词、深奥的理论,使人们产生距离感,感觉科学神秘、深奥、艰难、枯燥。其实,科学无比美妙,只是科学之美往往隐藏在专业术语与理论之后,等待着有心人的探索与发现。科普,就是要用通俗易懂的语言,化深奥为浅显、化抽象为具体,积极传递科学的思想观念和行为方式,让更多的人直观生动地触摸到科学之美,进而激发科学兴趣、培养科学素养、促进科技知识传播。科普系列丛书编撰的意义就在于此。

在甘肃这片古老文明与现代变革交织辉映的苍茫大地上,从祁连山巅冰川的亘古沉默,到张掖丹霞地貌的斑斓画卷;由敦煌壁画的千年回望,到酒泉卫星发射中心的轰鸣向前;从甘南草原的郁郁葱葱,到天水集成电路封装测试产业,自然奇景与人类智慧交相辉映。山地、高原、平川、河谷、沙漠、戈壁,甘肃拥有除海洋以外的所有地貌,为科学发展提供了天然的研究室和试验场,引领我们追寻那些隐藏于壮美背后的科学奥义。

翻开甘肃省科普系列丛书，我们仿佛置身于一个丰富多彩的科学世界，书中的每一个章节，都是一扇通向知识殿堂的大门。这里有关于科学家的华彩人生，有关于矿物地学的深入剖析，有关于智能交通调度发展的生动阐述……这些知识通过生动的案例，以图文并茂的形式呈现给读者，展现科学精神和科学思想，不仅注重知识的准确性和权威性，更注重通过生动有趣的案例，让读者在轻松愉快的阅读中，潜移默化地受到科学思维的熏陶。

读者在阅读中不断思考，在思考中不断学习，能够加强思维的启迪和创新精神的培养。从这个意义上讲，它不仅仅是一本本书，更是一颗颗希望的种子，每一个翻开这套丛书的读者，都是在为未来播种希望。我相信，这套丛书将会通过它精彩而生动的内容，激发更多的人对科学的热爱和追求。我也相信，通过这套丛书，甘肃的每一片土地都会因为科学的普及而变得更加美好和富有生机。

让我们翻开这套丛书，走进科学的世界，让科学的种子生根发芽，开花结果。让我们共同期待，在不久的将来，在陇右大地上，将会涌现出更多的科学人才和创新成果，为实现中国梦贡献更多更大智慧力量。

愿更多的人爱上科学，追求科学;愿甘肃的明天，科学照亮前程!

中国科学院院士、兰州大学校长
2024年7月5日

蹒跚千里　跬步无涯

各位读者好，很高兴能有机会向大家介绍《抗癌防癌你问我答》这本科普宣传小书。本书以问答的形式呈现，旨在为社会大众提供常见恶性肿瘤诊治全过程的护理知识点，简单易懂，以增强对恶性肿瘤的认知度和诊治过程中的配合度，提高生活质量，缓解焦虑情绪。

随着信息时代的来临，广大群众总能从各种渠道、途径了解到所需的知识，但医学相较其他学科，科普的特殊性是显而易见的。一位朋友的亲人不幸罹患癌症，居家护养期间，她向我抱怨，在患癌率比较高的今天，怎么没有一本面向广大老百姓，比较科学实用的科普书籍。网络中的相关知识鱼龙混杂，且散乱无序；现实中的科普传单一般为单一方向的宣教，内容也是浅尝辄止，根本触及不到要点。找到一些名为科普的书籍，其内容亦是专业性过强，晦涩难懂。以上种种的挂名“科普”方式，实在难以起到科普作用。而联想到临床所见，众多患者也因缺少癌症初期表现的相关知识，不做规范的检查处理，失去了根治的先机。

我决心做些什么，为她的亲人，更为千千万万急需癌症相关知识、饱受癌症折磨的广大群众。我把我的想法告诉了家人、朋友和同事，他们都肯定了我的想法，并给了不少恳切的建议。一位同事将2023年度省级技术创新引导计划项目书推到我面前，看着“科普发展专项”，我兴奋不已。将我的想法上呈于院领导，没过多久就收到答复，院领导吩咐放心大胆干，医院会提供全面的支持。于是，在各方支持和努力下，《抗癌防癌你问我答》这本小书应运而生。

肿瘤护理知识庞杂，想在一本书内囊括所有几乎是不可能的。于是，我们发动身边一切朋友发放了大量问卷，借以知晓大众盲点、误区及关注点，明确了小书写作方向。而对于本书的"灵魂"，在细致参考《中国肿瘤整合诊治指南》《整合肿瘤学》和国家卫生健康委肿瘤相关的病种指南、中华护理学会相关团体标准等资料后，结合临床实际，再经通俗易懂的语言，辅以明晰的插图，将常见的十大恶性肿瘤在"预防、院前、入院检查、院中治疗、康复"等五大模块大众需要的肿瘤护理知识具象化。希望能够帮助更多患者和家属在抗击肿瘤的过程中获得更多的信息和支持。

在编写本书的过程中，我们也遇到了诸多困难挑战，比如临床工作强度大、时间紧迫，如何将复杂的医学知识简化成通俗易懂的语言等。在经过无数次熬油点灯的日夜、数十次的修订后终于迎来了终稿。在那个"明媚"的夜晚，我怀抱成稿，激动万分。一旁的同事调笑道，你这又不是抱孩子，至于抱得这么紧嘛。我回答，这不仅是我的"孩子"，更是我们编写团队的"孩子"，真想快点看到这个"孩子"肆意挥毫他的价值。

最后，我要特别感谢所有在编写过程中给予我们支持和帮助的人。感谢院领导对该书的重视、对编写团队的信任和支持；感谢恩师赵辉老师的指导；感谢家人的默默支持；感谢同事王娟和张晓华两位老师，在资料汇总和文字校对等方面的贡献，没有你们的支持，这本书难以顺利完成。真心希望这本《抗癌防癌你问我答》能够成为大家了解、预防和护理恶性肿瘤的重要参考，为更多的患者和家属提供帮助，为全面实现健康新甘肃建设提供新助力。

再次衷心感谢各位的辛勤付出！

周江红敬上

2023年暮秋

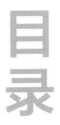

目录

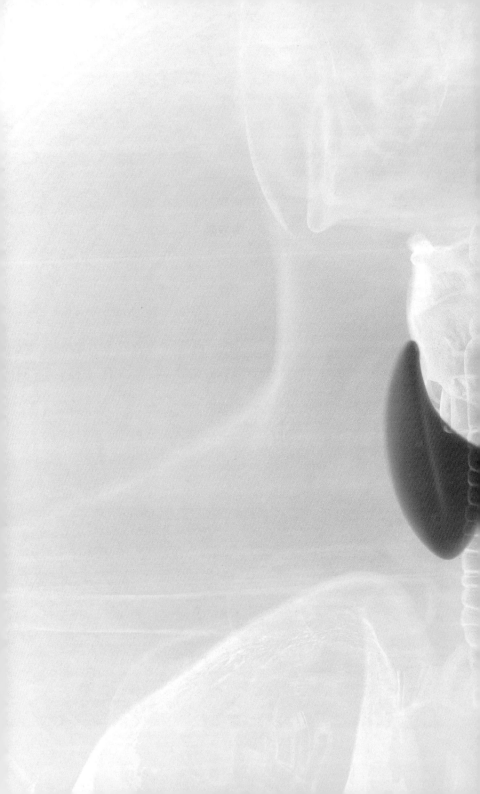

甲状腺癌

一、甲状腺癌的预防

1. 避免电离辐射可以预防甲状腺癌的发生吗？

电离辐射是目前引起甲状腺癌最明确的危险因素，辐射时间越长，年龄越小，致病率越高。如果工作中不能避免接触放射线和辐射，应做好相关保护措施，而且需要定期体检。在没有必要的情况下，儿童要尽量避免接受X线的照射。

2. 碘摄入量可以预防甲状腺癌的发生吗？

碘成分摄入过多或者是过少，都会对甲状腺的功能造成影响和伤害，所以一定要把控在合理范围内。普通人每日摄取150 μg左右就可以了，而孕妇和哺乳期女性则可以相对较多一些，维持在250 μg左右。

3. 甲状腺疾病史和家族史者得甲状腺癌的几率高吗？

如果本人有甲状腺疾病，后代患病的概率就会比别人高。很多甲状腺癌发病前可能患有甲亢，自身免疫性甲状腺炎等。

4. 良好的心理和社会因素可以预防甲状腺癌的发生吗？

健康生活，合理饮食，保持精神愉快，增加运动，保持良好的心态，可预防甲状腺癌的发生。

二、院前科普篇

1. 什么是甲状腺？为什么称它为"小蝴蝶"？

甲状腺属于内分泌器官。它位于颈部甲状软骨下方，气管两旁。人类的甲状腺形似蝴蝶，犹如盾甲，故以此命名。

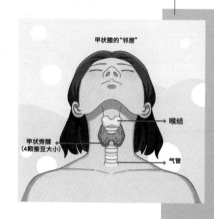

2. 甲状腺在何处？

平常大多数人并不知道甲状腺位于何处，但"粗脖子病"大多数人并不陌生，其实"粗脖子病"就有甲状腺肿大的可能，这就告诉我们甲状腺位于颈部。我们自己可以触摸到，甲状腺位于"喉结"的下方2～3cm处，在吞咽东西时可随其上下移动。

3. 甲状腺有哪些形态特征？

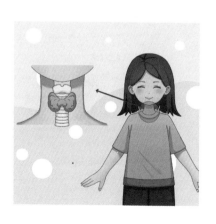

甲状腺形如"H"，棕红色，分左右两个侧叶，中间以峡部相连；有时自峡部向上伸出一个锥状叶，长短不一，长者可达舌骨，为胚胎发育的遗迹，常随年龄增长而逐渐退化，故儿童较成年人多。

4. 为什么甲状腺随吞咽上下移动？

甲状腺外覆有纤维囊，称甲状腺被囊，此囊伸入腺组织将腺体分成大小不等的小叶，囊外包有颈深筋膜（气管前层），在甲状腺侧叶与环状软骨之间常有韧带样的结缔组织相连接，故吞咽时，甲状腺可随吞咽而上下移动。

5. 甲状腺分泌的激素对人体有什么作用？

（1）促进新陈代谢，使绝大多数组织耗氧量加大，并增加产热。

（2）促进生长发育，对骨骼、脑和生殖器官的发育生长至关重要，尤其是婴儿期，此时缺乏甲状腺激素可能会患呆小症。

（3）提高中枢神经系统的兴奋性。此外，还有加强和调控其他激素的作用，加快心率、加强心缩力和加大心输出量等作用。

6. 甲状腺激素对人体各系统的影响？

（1）对于心血管系统有增加心率、增强心肌收缩力的作用。

（2）对于消化系统有促进肠蠕动、促进食欲的作用。

（3）对于神经系统有促进中枢神经系统兴奋的作用。

（4）对于肌肉有促进肌肉活动速度的作用。

（5）对于血液系统有参与维持人体正常的造血功能。

（6）对于生殖系统，甲亢时女性出现月经减少，经期不规则，甚至闭经；男性出现阳痿，偶有男性乳房发育。甲减时，性欲减退，男性阳痿，女性月经量多，有溢乳现象，病久闭经等症状。

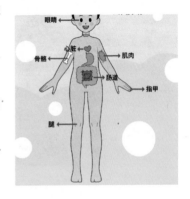

7. 哪些因素可影响甲状腺的功能？

（1）垂体疾病：由于垂体瘤导致促甲状腺激素（TSH）增多，过多的TSH使甲状腺激素水平异常增高，发生甲亢，这种叫作垂体性甲亢。而垂体炎症、手术或缺血导致的垂体功能下降，TSH生成不足，进而减少甲状腺激素的分泌，发生甲减，这被称为中枢性甲减，或继发性甲减。

（2）甲状腺疾病：甲亢主要是因自身免疫紊乱引起的甲状腺毒症，或由于有些甲状腺结节过多释放甲状腺激素所致。另外，如果长期慢性的甲状腺炎症、甲状腺手术、放射性核素治疗后导致甲状腺被损伤及破坏，或者患者存在先天性甲状腺发育不良，此时就会出现甲减。

（3）碘摄入不恰当：碘缺乏是以前造成甲减的常见原因。碘是甲状腺制造甲状腺激素的基本原料，饮食中碘过少会造成甲状腺激素合成减少；而过多的碘摄入可能诱发甲亢或甲状腺炎，也可能出现甲状腺功能异常。

（4）环境污染：环境污染物中含有大量的内分泌干扰物，尤其是雌激素的长期作用下，会影响甲状腺功能，导致甲状腺免疫功能失常，甚至诱发甲状腺结节和肿瘤。

（5）神经精神性疾病：不同类型的神经精神性疾病可导致甲状腺功能异常，尤其是长期的精神刺激或者神经性厌食。

（6）妊娠：妊娠期间，母体甲状腺功能会发生明显变化，表现为总甲状腺激素含量增高，故临床参考值不同与一般人群。妊娠早期，TSH水平会降低，甚至有些患者出现短暂的甲亢症状。

8. 常见的甲状腺疾病有哪些?

（1）甲状腺功能亢进症（甲亢）：

主要表现为心慌、手抖、怕热、出汗多、乏力、头晕、情绪激动，常常有多食善饥、大便次数增多，身体消瘦等症状，同时伴有脖子增粗（甲状腺变大）和双眼外突。

（2）甲状腺功能减退症：

成年患者，常常表现为怕冷少汗、周身乏困、少动懒言、嗓音低、整日思睡、厌食腹胀，甚至会出现四肢憋胀、面色苍白等情况。新生儿先天性甲低（俗称呆小病）患者，除此之外常有眼距宽、鼻梁扁、唇厚流涎等，一副"白白的、胖胖的、傻傻的"的长相，儿童生长发育迟缓等。此时可能伴有甲状腺的肿大和脖子的增粗。

（3）单纯性甲状腺肿：

患者除脖颈粗大外，常无任何不适表现，甲状腺功能检查正常。

（4）甲状腺炎症性病变，即甲状腺炎：

有急性化脓性甲状腺炎（极为少见），亚急性甲状腺炎（较为多见）、慢性淋巴细胞性甲状腺炎（也叫桥本氏病，常见）。

（5）甲状腺肿瘤：

包括良性肿瘤和恶性肿瘤。颈部甲状腺发现肿块特别是单发肿块，除需抽血作为甲状腺功能检测外，尚需做甲状腺B超检查。

（6）甲状腺发育异常：

常见疾病有甲状舌管囊肿或瘘、异位甲状腺。

9. 哪些症状应考虑甲状腺疾病？

（1）颈部症状：

甲状腺肿大，如果能够看到或者触摸到肿大的甲状腺在吞咽时随着喉结上下活动，应考虑是甲状腺疾病的可能。

（2）甲状腺激素分泌异常引起的全身代谢异常症状：

甲状腺激素分泌过多或过少都可以表现出全身的相应症状。甲亢时会引起心悸、气促、怕热多汗、烦躁不安、食欲亢进、消瘦、颈部肿大等，甚至会有突眼、月经紊乱等全身症状。小腿前皮肤增厚增粗，即"胫骨前黏液性水肿"，出现周期性瘫痪、杵状指和"甲松离"（指甲与甲床松离，指甲有清洗不干净的脏污）。

甲减时，可表现为怕冷、乏力、少汗、食欲减退、便秘、体重增加、懒言少语、记忆力下降、反应迟钝、皮肤发凉干燥等全身表现。另外，甲状腺自身免疫异常，可表现为妊娠后流产、早产，妊高症、妊娠子痫。

（3）眼部表现：

甲亢眼球相对外突，患者自身无感觉，别人或医生可以发现。上视不皱额，下视睑迟落；突眼、少瞬目，辐辏反射不良，眼球不能内聚。严重的突眼被称为恶性突眼或浸润性突眼，突眼度在18mm以上，有眼球运动失调、眶周水肿等症状，常有畏光、流泪、胀痛、刺痛，看东西有重影。

10. 什么是甲状腺结节?

甲状腺结节是一种由多种原因引起的，以在正常甲状腺组织中出现局限性肿块为特征的内分泌疾病。大部分甲状腺结节为良性腺瘤样结节或囊肿，但有5%～10%的甲状腺结节为恶性肿瘤。少数甲状腺结节可以导致甲状腺功能亢进，或引起局部压迫症状及影响外观。

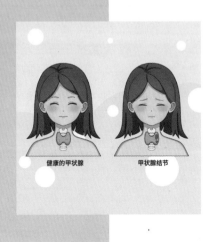

健康的甲状腺　　　甲状腺结节

11. 甲状腺结节是肿瘤吗?

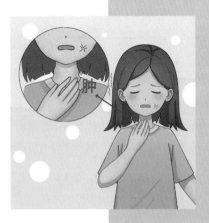

甲状腺结节不是肿瘤的一种，但甲状腺肿瘤是甲状腺结节的一种。甲状腺结节是非常宽泛的概念，甲状腺出现肿块、肿物称为甲状腺结节，因此甲状腺肿瘤是甲状腺结节的一种。还有部分良性的疾病，如结节性甲状腺肿或桥本甲状腺炎会形成结节样改变，也是甲状腺结节但并不是肿瘤，所以肿瘤是甲状腺结节的一种表现形式。

12. 甲状腺结节怎么分类?

（1）增生性的甲状腺结节，比如弥漫性甲状腺肿。

（2）肿瘤性的结节，肿瘤性结节又分为良性和恶性的肿瘤性结节，恶性的肿瘤性结节也叫甲状腺癌，甲状腺癌根据病理分类，又可以分为乳头状癌、滤泡样癌、未分化癌和髓样癌。

（3）炎症性的结节，比如桥本甲状腺炎。

（4）甲状腺的囊肿，囊肿是由结节内出血，并出现退变性而形成的。

13. 体检超声发现有甲状腺结节，应该做什么检查?

在甲状腺所有的影像学检查手段中，以超声检查为最佳。因其操作简单、费用低、可重复性好、无创伤等优点，已成为甲状腺疾病的首选影像学检查方法。但是超声检查也有短板，主要是有一定的主观性，受检查医生的操作经验及超声仪器的分辨率影响很大。因此建议如果需要做甲状腺的超声检查，最好到三甲医院做。

14. 如何从超声图像上辨别"好人"与"坏人"?

经常听人说"我的结节血流好丰富呀，是不是恶性的"，"我的结节有钙化，有人说有钙化就不好"，或者是"我的结节是实性的，是不是不好呀"等之类的话。其实，超声对甲状腺结节好坏的评估，依据的是结节多项超声特征所做出的综合评估，不能单靠一项特征就把它定为"坏人"或者"好人"。超声主要看以下几点：甲状腺有没有弥漫性病变，结节的形态、边界、边缘、内部回声、钙化情况、血流、弹性、颈部淋巴结转移情况等。可以记住的关键信息是，彩超检查中目前比较公认的恶性征象有：纵横比≥1，形态不规则、极低回声、微钙化、血流分布紊乱、颈部淋巴结转移。若体检发现的结节不具有以上任何一点的话，那么就不用担心，定期复查就可以了；若以上特征中有一点或两点，那么这个结节就要引起重视了。

15. 体检甲状腺结节除了超声检查，再做什么检查？

抽血检查甲状腺功能，特别是那些甲状腺有弥漫性病变的患者，如有桥本甲状腺炎、结节性甲状腺肿等，需要明确甲状腺功能是否正常，甲功正常与否与我们的情绪、多个器官的功能及治疗措施都有很大关系。

16. 如何对待甲状腺良性结节？

良性结节可以定期复查彩超，把每一次复查结果都保存起来，以便后续复查对照，如果增大缓慢，就不要太在意。若结节增大比较快，可以选择甲状腺微创手术，以免结节过大造成压迫症状；抗体（TpoAb、TgAb、TRAb）阳性者，则需要限制碘盐及海产品的摄入。

17. 如何对待甲状腺癌？

（1）甲状腺癌大多数以甲状腺乳头状癌为主，这是恶性程度相对较低的肿瘤，主要的治疗方式是通过手术切除，术后可以进行内分泌抑制治疗。部分存在颈部淋巴结转移的患者还要进行颈部淋巴结的清扫。

（2）放射性核素治疗，通常用于甲状腺癌术后的辅助治疗，可以治疗病灶，降低肿瘤复发和转移的概率。

18. 患甲状腺癌的危险因素有哪些？

（1）童年期头颈部放射线照射史或放射性尘埃接触史。

（2）全身放射治疗史。

（3）有分化型甲状腺癌、甲状腺髓样癌、多发性内分泌腺瘤2型（MEN2型）、家族性多发性息肉病、某些甲状腺癌综合征（如Cowden综合征、Carney综合征、Werner综合征和Gardner综合征等）的既往史或家族史。

（4）结节生长迅速。

（5）伴持续性声音嘶哑、发音困难，并可排除声带病变

（炎症、息肉等）。

（6）伴吞咽困难或呼吸困难。

（7）结节形状不规则，与周围组织粘连固定。

（8）伴颈部淋巴结病理性肿大。

19. 哪些实验室检验（抽血检查）对筛查甲状腺癌有价值？

（1）血清TSH水平：

TSH水平降低的甲状腺结节患者，其结节为恶性的可能性比TSH水平正常或升高者低。

（2）甲状腺球蛋白（Tg）：

多种甲状腺疾病可引起血清Tg水平升高，包括分化型甲状腺癌（DTC）、甲状腺肿、甲状腺组织炎症或损伤、甲亢等，因此血清Tg不能鉴别甲状腺结节的良恶性。由于分化性甲状腺癌（DTC）细胞也能合成Tg，则经过手术切除和清甲清灶治疗DTC，在随访中发现血中Tg水平升高，预示着DTC复发。

（3）降钙素（CT）：

由甲状腺滤泡旁细胞（C细胞）分泌。血清CT＞100ng/L，提示甲状腺有甲状腺髓样癌的风险。

20. 甲状腺结节在核素显像中有何表现？

甲状腺核素[131]I或99Tc显像使用于评估直径＞1cm的甲状腺结节。受显像仪分辨率所限，直径＜1cm的甲状腺结节不用做该项检查。

甲状腺结节在核素[131]I或99Tc显像有4种表现，分别是热结节、温结节、凉结节和冷结节。

21. 何为"热结节、温结节、凉结节和冷结节"？各有何检查价值？

用同位素^{131}I或99Tc扫描甲状腺时，不同病因的结节，其摄^{131}I或摄99Tc的能力不同，因而有着不同的征象，这对鉴别结节的性质有一定的价值。

（1）热结节：

结节的放射性明显高于周围的甲状腺组织，属于高功能结节，多为良性病变，一般不需做细针甲状腺穿刺吸取细胞学检查（FNAB，简称甲穿）。患者可能有甲亢表现。

专家建议：直径＞1cm且伴有血清TSH降低的甲状腺结节应行^{131}I或99Tc核素显像，来判断结节是否有自主摄取功能。

（2）温结节：

结节的放射性同周围甲状腺组织无区别，扫描不能发现结节，必须结合触诊来确定，多见良性病变。

（3）凉结节：

结节放射性低于周围甲状腺组织，多见良性病变，偶也见恶性肿瘤。

（4）冷结节：

结节不摄核素，无放射显影。可见于多种良性病变，如腺瘤、囊肿、出血、纤维化和桥本甲状腺炎等；也可见于甲状腺癌，特别是单发的冷结节，据研究报道称在青少年男性中，癌的发生率高达1/4。

22. CT、MRI和PET检查在甲状腺结节评估中的作用如何？

在评估甲状腺结节良、恶性方面，CT和MRI检查不优于超声检查。因此，专家们不建议在评估甲状腺结节良、恶性时选用CT和MRI检查。

拟行手术治疗的甲状腺结节，术前可行颈部CT或MRI检查，显示结节与周围解剖的关系，寻找可疑淋巴结，协助制订手术方案。为了不影响术后可能进行的^{131}I显像检查和^{131}I治疗，CT检查中应尽量避免使用含碘造影剂。

PET-CT显像（正电子发射计算机体层摄影）能够反应甲状腺结节摄取和葡萄糖代谢的状态。但并非所有的甲状腺恶性结节都能在PET检查中表现为阳性，某些良性结节也会有阳性表现。因此，单纯依靠PET显像不能准确鉴别甲状腺结节的良、恶性，所以专家们也不建议PET-CT作为评估甲状腺结节的常规检查。

23. 细针甲状腺穿刺吸取细胞学检查在甲状腺结节评估中有什么作用？

甲状腺细针穿刺是快速、简便而准确的诊断方法。本方法费用低、诊断快、正确率高、并发症罕见、接近无损伤性，已在全国广泛应用。

手术证实甲状腺穿刺诊断甲状腺癌的灵敏度为83%，特异性为92%，阳性预测值为75%，假阴性率和假阳性率均为5%。甲状腺穿刺不能区分甲状腺滤泡状癌和滤泡细胞腺瘤。术前甲状腺穿刺检查有助于减少不必要的甲状腺结节手术，并帮助确定恰当的手术方案。

中国指南建议：凡直径＞1cm的甲状腺结节，均可考虑甲状腺穿刺检查。但在下述情况下，甲状腺穿刺不作为常规检查：

（1）经甲状腺核素显像证实为有自主摄取功能的热结节。

（2）超声提示为纯囊性的结节。

（3）根据超声影像已高度怀疑为恶性的结节。

凡直径＜1cm的甲状腺结节，不推荐常规性甲穿检查。但如果存在下述情况，建议考虑在超声引导下行甲穿检查：

①超声提示结节有恶性征象。

②颈部淋巴结超声影像异常。

③童年期有颈部放射线照射史或辐射污染接触史。

④有甲状腺癌或甲状腺癌综合征的病史或家族史。

⑤PET-CT显像阳性。

⑥血清CT水平异常升高。

24. 甲状腺细针穿刺的细胞学诊断有可能出现哪些结果？

FNAB的细胞学诊断报告多采用Bethesda诊断系统，该系统共分为6类：

（1）不能诊断（占10%～15%)或标本不满意（占1%～10%)。

（2）良性（占70%～75%）。

（3）意义不明确的细胞非典型病变或意义不明确的滤泡性病变。

（4）滤泡性肿瘤或怀疑滤泡性肿瘤。

（5）可疑恶性。

（6）恶性（占5%左右）。

结果为良性，避免手术；恶性，应尽快手术治疗；可疑恶性，手术探查或再次甲穿。一次穿刺活检未能明确诊断，属于（1）、（3）及（4）类结果，患者必要时可在3个月后重新穿刺活检。

25. 甲状腺细针穿刺会不会引起癌症的转移、扩散？

美国纽约斯隆凯特琳纪念医院已开展甲穿80余年，瑞典卡洛林斯卡学院医院已开展甲穿50年，西安交大一附院已开展甲穿40年，未发现有癌细胞经穿刺针道转移或扩散的病例。因此，国内外专家一直认为甲状腺细针穿刺是安全的，患者完全不必有此顾虑。

26. 经甲状腺细针穿刺仍不能确定甲状腺结节的良、恶性，怎么办？

经甲状腺细针穿刺检查仍不能确定甲状腺结节是良性还是恶性的，可对穿刺标本进行某些甲状腺癌的分子标记物检测，如BRAF突变、Ras突变、RET/甲状腺乳头状癌（PTC）重排等，能够提高确诊率。检测术前穿刺标本的BRAF突变状况，还有助于PTC的诊断和临床预后预测，便于制订个体化的诊治方案。

27. 哪些措施预防甲状腺细针穿刺后并发症？

完成穿刺后局部压迫预防出血，观察30min后，超声检查确认局部有无出血；避免进食增加出血风险的饮食、药物；禁止颈部剧烈活动；当出现颈部肿胀、疼痛加剧、呼吸困难时应及时就医。

28. 医生诊断需做穿刺，但因个人原因延迟，影响大吗？

如果临床诊断明确并且已经有淋巴结转移或远处转移，或甲状腺结节属于形态学高危、位置高危的情况，此时医师一般不会让病人自行观察，而是会直接安排病人穿刺及住院进行手术。

对甲状腺结节的良、恶性判断困难时，医生会建议做穿刺病检。这种情况下的病人进行短期观察也不会明显影响到后续的治疗效果。对于大多数分化型甲状腺癌来说，1~3个月的延迟对手术的影响都不太大。

29. 甲状腺细针穿刺前有什么注意事项？

甲状腺细针穿刺操作前医生会有详细的检查前的准备工作：包括询问病史、术前完善血常规、凝血常规及穿刺前检查，评估全身状态，病人需家属陪同，交代穿刺操作风险和注意事项，签署知情同意书等，遵医嘱配合即可。

30. 甲状腺细针穿刺是否有危险？有什么风险？是否会加快肿瘤的生长？是否会促使转移？

有患者担心甲状腺结节细针穿刺会导致肿瘤扩散，其实这种担心是多余的。甲状腺结节细针穿刺选的是专用的穿刺针，穿刺时采取抽吸取材，吸取的组织由于负压而藏于针芯中，不会漏出而污染其他层次的组织。甲状腺结节细针穿刺运用至今极少见有针道种植肿瘤的情况，因此不必担心穿刺会引起肿瘤扩散。

31. 甲状腺细针穿刺具体是做什么？哪些情况下需要做细针穿刺？如何诊断是否要做细针穿刺？

利用穿刺针（多数在彩超引导下）对甲状腺结节进行穿刺获取细胞成分，通过细胞学诊断病灶性质，是临床判断甲状腺结节良、恶性的最常用的诊断手法。具体是否需要穿刺是临床医生结合个体情况做的专业诊疗方案，患者积极配合治疗即可。

32. 甲状腺疾病院前应该如何自查？

甲状腺本身质地柔软，表面有胸锁乳突肌、带状肌覆盖，比较大或比较明显的结节临床中容易触摸到。

33. 日常生活中应该如何自查甲状腺?

（1）摸：将手放在气管两侧，胸骨上方，如果触摸到有比较硬的疙瘩建议去医院进一步检查。

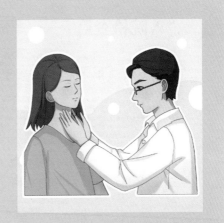

（2）看：如果照镜子的时候发现甲状腺的一侧或双侧有高起，可能是甲状腺长了比较大的结节，这时需要去医院找甲状腺专科医生做详细的检查。

三、入院检查篇

1. 甲状腺手术前要做哪些检查？有什么意义？

（1）常规检查：

①血常规、尿常规、大便常规+潜血试验、肝肾功能、电解质：简单、全面地了解身体各系统的情况，发现并初步排除身体的未知疾病。

②ABO血型和Rh血型：为突发情况时配血和输血做准备。

③凝血功能：了解凝血情况，评估手术出血风险。

④传染病筛查（乙肝、梅毒、艾滋病）：筛查常见传染病感染情况，避免产生纠纷，同时让医务人员行自我保护。

⑤心电图、胸片：简单了解心脏和双肺情况，评估手术风险。

（2）针对性检查：

①心脏彩超和心功能：老年患者或心电图检查发现异常者加查项目，进一步了解心脏情况及疾病，评估手术风险，决定是否需干预治疗或暂停手术。

②肺通气功能：老年患者或胸片发现异常者加查项目，进一步了解双肺功能，评估手术风险，决定是否需干预治疗或暂停手术。

③甲状腺功能：了解甲状腺功能状态，确认是否合并有甲亢。甲亢手术须特殊准备。

④甲状腺及颈部淋巴结彩超：了解甲状腺病变的性质、大小、位置，以及是否有颈部淋巴结转移，决定手术方式并评估手术难度。

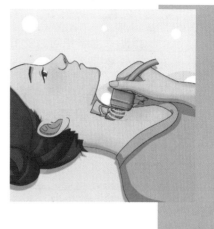

⑤颈部CT+增强扫描：若彩超提示甲状腺病变巨大，或恶性病变外侵转移，则加查CT项目，了解病变与相邻组织器官关系（如气管、食管、血管等），评估手术难度和预后。

⑥电子喉镜检查：了解咽喉及气管情况，确认术前是否存在喉返神经麻痹，评估手术风险。

⑦抗甲状腺过氧化酶抗体，甲状腺静态显影：排除各种甲状腺炎。

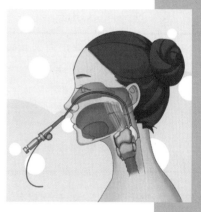

以上就是甲状腺手术前通常的检查项目，如果合并有其他器官疾病，医生按需进行下一步针对性的专科检查。

2、甲状腺癌确诊后，必须马上手术吗？

确诊癌症以后，通常大家都恨不得立马就动手"做掉"这讨厌的癌灶，甚至部分患者为不能立即手术而耿耿于怀。那确诊为甲状腺癌后是不是越快进行手术越好呢？答案是否定的。通常情况下，甲状腺外科医生会根据病情的危急程度将手术分为择期手术、限期手术和急诊手术，从而选择最合适的手术方式和时间。

3. 什么是择期手术？

择期手术是指可以选择适当的时机实施手术，手术时机的把握不当会影响治疗效果，允许术前充分准备或观察，再选择最有利的时机施行手术。

4. 什么是限期手术？

限期手术是指需要在一定限期内实施的手术。即外科手术时间不宜较长时间的延迟，但手术前也有一定的准备时间，否则会影响其治疗效果或失去治疗的有利时机的一类手术，手术时间虽可选择，但不宜延迟过久，应尽可能短的时间内做好术前准备。

5. 什么是急诊手术？

急诊手术是指需要在最短的时间内必须进行的紧急手术，在病情十分急迫的情况下，必须争分夺秒地进行紧急手术，否则会危及患者生命的手术。

6. 甲状腺相关手术是择期手术？限期手术？急诊手术？

在甲状腺疾病当中，大部分是择期手术，少部分是限期手术，极少部分是急诊手术。

7. 甲状腺手术什么时候是择期手术？

如果甲状腺肿瘤属于良性，或者甲状腺结节考虑采用热消融方案，普通的分化型甲状腺癌早期等，都是可以选择择期手术方案的。

尤其是早期的分化型甲状腺癌，不合并压迫症状或一些风险征兆，一般情况下都比较平稳，在一个相对短的周期内几乎不会有太大的变化，因此择期手术是没什么问题的。

8. 甲状腺手术什么时候是限期手术？

对于未分化型甲状腺癌和甲状腺髓样癌，由于恶性程度高，病程进展迅速，容易发生转移，为了避免危及生命，需要在一定时间内进行手术治疗，因此选择的是限期手术。

9. 甲状腺手术什么时候是急诊手术？

一般来说甲状腺外科的急诊相对较少，但是当遇到危及生命的情况时，就需要紧急手术治疗，例如甲状腺肿瘤进行性增大或者瘤内出血导致压迫周围组织，出现呼吸困难的症状，这时只有通过紧急手术治疗才能挽救患者的生命。

10. 有没有确诊为甲状腺癌，但不用手术的情况？

比如低危的甲状腺微小乳头状癌（PTMC），经过医生充分评估以下指标：

（1）非病理学高危亚型。

（2）肿瘤直径≤5mm。

（3）肿瘤周围不靠近甲状腺被膜且无周围组织侵犯。

（4）无甲状腺癌家族史。

（5）无淋巴结转移或远处转移证据。

（6）无青少年或童年时期颈部放射暴露史。

以上条件全部满足可视为低危。

PTMC：我们可以采取"积极监测"的策略，通过严格的定期随访（初期3～6个月随访一次，2～3年持续稳定后6～12个月随访一次），来判断它是否"惰性依旧"。

无论择期手术，限期手术还是急诊手术，都需要由专业医生根据患者病情来决定。大部分分化型甲状腺癌都可以选择择期手术，因为它病情进展缓慢，恶性程度相对较低。

四、院中治疗篇

1. 甲状腺癌如何分类？

（1）甲状腺乳头状癌：

这种类型较常见，发病率80%～90%，由甲状腺正常细胞癌变引起，局限在甲状腺内，20年生存期患者超90%，一般预后好。

（2）甲状腺滤泡癌：

该类型病理及形态像滤泡结构。发病率2%～10%，通过手术治疗、^{131}I治疗可治愈，预后较好。

（3）甲状腺髓样癌：

为滤泡旁细胞产生的恶变，20年生存率约50%，建议手术治疗为主，预后相对较差。

（4）甲状腺未分化癌：

该肿瘤生长较快，易侵犯血管、神经、气管等组织，手术效果较差。

2. 不同病理类型的甲状腺癌预后怎么样？

在临床上，不同病理类型的甲状腺癌，生物学特性以及临床表现、诊断、治疗、预后都有所不同。

（1）乳头状癌：

乳头状癌在临床上最常见，恶性程度低，患者经过积极的手术治疗之后，预后良好，乳头状癌很容易出现颈部淋巴结转移。

（2）滤泡状腺癌：

肿瘤生长速度比较快，属于中度恶性肿瘤，并且有侵犯血管的倾向，一般来说，患者会出现肝转移、肺转移以及脑转移等，它的预后不如乳头状癌好。

（3）髓样癌：

一般来说，恶性程度是中等的，可以有颈部淋巴结和血行转移，预后并不理想。

（4）未分化癌：

恶性程度很高，发展迅速，患者的生存时间会非常短，预后很差。

3. 甲状腺癌的手术方式有哪些？

甲状腺癌的手术方式包括传统的甲状腺癌根治性手术切除以及微创手术治疗，传统的甲状腺癌根治性手术切除的范围包括甲状腺以及颈部淋巴结清扫。微创手术治疗的手术创伤会很小，手术以后患者的恢复速度会很快，住院时间也会缩短。具体手术方式的选择医生要按照病情以及患者需要选择。

4. 甲状腺癌的微创手术有哪几种？

甲状腺的微创手术，一般根据手术的入口以及手术的方式，分为以下几种。

（1）经腋窝的甲状腺微创手术：

这种手术是在腋窝的地方进行开孔，然后腔镜器械伸入甲状腺，来进行甲状腺的相关手术。

（2）经乳晕的甲状腺微创手术：

一般是在乳晕单侧或者双侧的地方进行开孔，进行甲状腺的相关手术操作。

（3）经口腔前庭的部位进行腔镜手术：

这种手术是在口腔前庭的地方进行开孔，然后伸入甲状腺的腔镜器械，来进行甲状腺的相关手术。

所以，甲状腺的微创手术方法有很多，但是需要根据专业医生的意见来决定具体的手术方式，才能决定手术怎么操作。

5. 什么是甲状腺乳头状癌？

甲状腺乳头状癌是来源于甲状腺滤泡上皮细胞的分化型甲状腺癌，是甲状腺恶性肿瘤中最常见的病理类型，恶性度较低，生长缓慢，占总数的80%～90%。甲状腺乳头状癌特征性组织病理学表现包括癌组织形成乳头状结构、间质砂砾体（同心圆的钙盐沉积）和典型的癌细胞核特征（毛玻璃状核、可见核沟和核内假包涵体形成）。

6. 甲状腺乳头状癌疾病分类包括哪些？

甲状腺乳头状癌组织学分类可分为以下几种：

（1）经典型甲状腺乳头状癌：

病理诊断经典型的甲状腺乳头状癌，需要见到核内涵体和核沟等细胞核结构特征。其细胞核比平常更大且存在重叠。通过这些细胞核特征，可以针对细胞学活检诊断甲状腺乳头状癌。经典型甲状腺乳头状癌通常具有一定的侵袭性，且癌灶边界不清，经典型大多预后良好。

（2）滤泡型甲状腺乳头状癌：

滤泡样的细胞结构特点，使肿瘤细胞核变化多样。这种分型的学术意义大于其临床意义，滤泡型甲状腺乳头状癌的生物学行为与经典甲状腺乳头状癌相似。

（3）高细胞型甲状腺乳头状癌：

该亚型的特征是肿瘤细胞呈细长形，高是宽的2倍，排列成乳头样结构。高细胞占肿瘤细胞至少50%以上，该亚型与一种具有很强侵袭性的表型相关。常见于体积较大的肿瘤，存在淋巴结转移和远端转移的病例中，其致死率显著高于经典型甲状腺乳头状癌。

（4）柱状细胞型甲状腺乳头状癌：

该亚型十分罕见，仅占全部甲状腺乳头状癌的0.15%～0.2%。其细胞形态也表现为高是宽的2倍，但可以通过其细长的细胞核、明显的细胞核分层结构、其他组织学分型，这三者加以区分。带有包膜的柱状细胞型甲状腺乳头状癌具有非常好的预后，广泛浸润型具有极强的侵袭性。

（5）弥漫硬化型甲状腺乳头状癌：

弥漫硬化型约占全部甲状腺乳头状癌5%，在接受放射线照射的儿童中发病率更高。这种肿瘤呈现浸润性生长，通常双侧叶发病，淋巴结转移率高达70%，其总体转移率高于经典型甲状腺乳头状癌。

（6）固体型或小梁型：

该型肿瘤常见于放射线暴露的儿童，也见于部分成年人。其细胞核特征与经典甲状腺乳头状癌相似，细胞结构主要是固体型。该类肿瘤多存在腺体外浸润，颈部淋巴结转移较常见。

（7）岛型：

该分型的细胞特征表现为高细胞结构与细胞胶质减少，可见明显的孤立巢状（岛状）细胞群，其中部分肿瘤呈乳头状分化。肿瘤平均直径达到5cm以上，半数以上患者伴颈部淋巴结转移，远端转移率高达70%以上。恶性程度介于经典型甲状腺乳头状癌与未分化癌之间。

7. 甲状腺乳头状癌的病因是什么？

甲状腺乳头状癌的病因及发病机制尚不清楚，与癌症发病有关的病因可分为细胞生长、分化的刺激因素和细胞生长、分化的突变因素等。这几种因素单独或共同作用于甲状腺细胞，使其正常细胞转化为肿瘤细胞。

（1）遗传因素，主要与癌基因和抑癌基因突变有关。

（2）放射暴露增加甲状腺癌发病风险。

（3）促甲状腺激素、雌激素和生长激素促进甲状腺癌生长。

8. 甲状腺乳头状癌的诱发因素有哪些？

（1）饮酒：

饮酒可使甲状腺乳头状癌发病率增加，包括单发肿瘤和多发肿瘤，具体机制尚不明确。

（2）吸烟：

烟草中的硫氰酸盐可能是对甲状腺影响最大的成分。吸烟可刺激甲状腺激素转化，直接刺激垂体，促使甲状腺激素水平增高，导致甲状腺乳头状癌的发生。

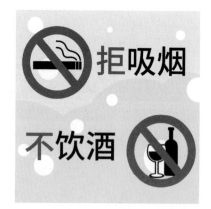

（3）高碘：

高碘地区的甲状腺乳头状癌的发病率较高，如挪威、冰岛、夏威夷等地明显高于其他地区。

9. 甲状腺乳头状癌的好发人群？

（1）儿童期有头颈部放射史的人：

由于儿童发育不完善，所以存在放射史的儿童因没有抵抗力而容易患此疾病。

（2）家族史者：

因为本疾病可能受到遗传因素影响，所以此类人群发病率更高。

（3）职业暴露者：

长期在接触射线的地方工作，可能会由于防护不当或措施不到位而发生此疾病。

（4）肥胖者：

肥胖患者出现可能会由于脂肪堆积，间接引发此疾病。

（5）免疫功能低下、女性甲状腺炎患者：

长期的炎症得不到彻底治疗或者治疗不及时可能会发展成癌症。

10. 甲状腺乳头状癌的症状有哪些？

甲状腺乳头状癌发展较慢，常无特殊的临床症状和体征，多在体检时偶然发现。

11. 甲状腺乳头状癌的典型症状？

（1）无痛性颈部肿块和甲状腺结节：

肿块生长缓慢，多无明显的不适感。就诊时平均病程已达到5年左右，甚至10年以上。癌肿的大小变异很大，小的直径＜1cm，称为甲状腺乳头状微小癌，大的乳头状癌直径可达10cm。

（2）癌肿巨大时出现压迫症状：

侵犯喉返神经时，会出现声音嘶哑。压迫气管移位或肿瘤侵入气管内时，会出现呼吸困难；压迫食管时，会出现吞咽困难。

（3）转移后的症状：

有2.5%～5%的患者在初次手术治疗后发现远处转移，最常见的转移部位是肺（50%）和骨（25%），其次是肺和骨（20%）同时转移，转移到肺部出现咳嗽、咯血，转移到骨骼会有骨骼疼痛的表现。

12. 甲状腺乳头状癌如何治疗？

甲状腺乳头状癌经确诊后，一般需要手术治疗。术中冰冻切片，决定是否做根治手术。术后应做石蜡切片，以求准确的病理结果。手术后的处理，主要是放射性碘和甲状腺激素抑制治疗。

13. 甲状腺乳头状癌治疗周期是多长？

甲状腺乳头状癌一般均需手术治疗。对于近全切或全切除者，在术后应终身服用甲状腺素片，所以此疾病是终身持续性治疗。

14. 甲状腺乳头状癌的预后如何？

甲状腺乳头状癌预后较好，10年生存率达90%以上。但本病容易复发，此为关注重点，要降低复发风险。需要接受规范治疗，遵医嘱并进行随访，以降低复发风险率。

15. 甲状腺乳头状癌能否治愈？

甲状腺乳头状癌早期手术治疗后复发率较低，预后良好，晚期的患者多无法治愈。

16. 甲状腺乳头状癌能活多久？

甲状腺乳头状癌的死亡率和肿瘤直径、患者性别、年龄、腺体外浸润、远处及淋巴结转移的情况、细胞的类型有关。但若是治疗效果良好，且无复发，则10年的生存率可达90%以上。

17. 什么是甲状腺滤泡癌？

甲状腺滤泡癌是分化型甲状腺癌的一种，发病率仅次于乳头状癌，它是来源于甲状腺滤泡细胞，在显微镜下看起来都是一个个滤泡，所以我们叫它滤泡癌。甲状腺滤泡癌跟乳头状癌都称为分化型的甲状腺癌，因为此类癌症属于治疗效果比较好、恶性程度比较低的一种癌。

此外，由于甲状腺滤泡癌发展比较快，需引起重视，早期发现、早期治疗，可以取得较好的预后。

18. 甲状腺滤泡癌的特点有哪些？

甲状腺滤泡癌是较乳头状癌少见的一种甲状腺癌的类型，发病率占甲状腺癌的11%～15%。本病可见于任何年龄，多发生在中、老年人，女性多于男性，病程较长，生长缓慢，为中度恶性肿瘤。预后较乳头状癌差，5年、10年生存率分别为73%、43%。肿瘤的血管浸润程度、患者年龄、性别、瘤体直径及初诊是否伴远处转移是影响预后的主要因素。

19. 甲状腺滤泡癌的症状有哪些？

（1）主要表现：

患者多数症状为甲状腺单发肿物，瘤体多较大，直径数厘米或更大，实性、质硬韧、边界不清。少数为双侧或多发肿块，15%左右为多中心癌灶。较少发生淋巴结转移，很少有局部恶性表现，个别患者肿瘤过大，出现吞咽受阻或颈部压迫感。

（2）次要表现：

1/3的患者初诊时可表现有远处转移的症状和体征，血行转移、肺转移、骨骼转移、脑转移为常见，其次是肝脏和皮肤转移，可出现相应表现。转移灶的癌肿多分化良好，组织学形态与正常甲状腺滤泡相似。癌组织具有与正常甲状腺类似的功能，有较强摄^{131}I的能力，个别病例可出现轻度甲状腺功能亢进症表现，部分病例可由滤泡癌转变成低分化的间变癌。

20. 甲状腺滤泡癌的治疗方式是什么？

甲状腺滤泡癌以手术治疗为主，发现有颈部淋巴结转移，必须行颈部淋巴结清扫术，优选功能性颈淋巴结清扫术。化疗对甲状腺滤泡癌效果差。化疗时应坚持规范治疗、保证疗程等注意事项。

21. 甲状腺滤泡癌的预后如何？

甲状腺滤泡癌的恶性度也比较低，属于分化较好的恶性肿瘤，及时规范地治疗，相对于其他的癌症预后较好。

所以确诊以后需要及时到医院就诊，首选的治疗是行根治性手术，术后可以根据病理来决定是否需要配合^{131}I、靶向治疗等相关的治疗。

22. 什么是甲状腺髓样癌？

甲状腺髓样癌是来源于神经嵴的神经内分泌肿瘤，占所有甲状腺癌的3%～5%，恶性程度在甲状腺癌中较高，预后相对较差。髓样癌除有颈部肿块、吞咽困难、声音嘶哑外，因能产生降钙素等，临床表现还有类癌综合征等。手术治疗是甲状腺髓样癌的重要手段。

23. 甲状腺髓样癌的病因是什么？

甲状腺髓样癌发病主要与原癌基因RET突变有关，RET基因定位于人类染色体10q11、2。散发型患者中超过40%的病变组织存在RET基因突变，遗传型患者中超过90%存在生殖细胞RET突变。本病多发于女性年龄位于30～60岁者以及有家族史者。诱发因素包括放射性损伤和家族史。

24. 甲状腺髓样癌的诱发因素包括哪些?

（1）放射线损伤：

长期接触放射线，引起甲状腺细胞的异常分裂，可能会增加癌变几率。

（2）家族史：

有甲状腺髓样癌家族史者患病几率明显增加。

25. 甲状腺髓样癌的好发人群有哪些?

（1）女性年龄位于30～60岁者：

占甲状腺髓样癌70%～80%的散发型患者，确诊时通常是年龄40～60岁的女性。占甲状腺髓样癌25%的遗传型患者，确诊时多为30～40岁的女性。

（2）具有家族史者：

家族中有患甲状腺髓样癌的家属，患病风险将高于正常人。

26. 甲状腺髓样癌的症状有哪些?

甲状腺髓样癌作为一种神经内分泌肿瘤，其典型症状是颈部肿块、类癌综合征，随着病程的进展，肿瘤增大，可出现吞咽困难、声音嘶哑。当侵犯血管时，可出现肺、骨转移等相关症状。

（1）颈部肿块：

甲状腺内发现肿块是包括甲状腺髓样癌在内的甲状腺癌最常见的表现。

（2）类癌综合征：

甲状腺髓样癌是一种神经内分泌肿瘤，能产生降钙素、前列腺素、肠血管活性等，因而患者可出现腹泻、面部潮红、多汗等类癌综合征。

（3）吞咽困难：

甲状腺肿块增大常可压迫食管，出现吞咽困难。

（4）声音嘶哑：

甲状腺肿瘤增大，侵犯喉返神经时，出现声音嘶哑。

（5）并发症：

当肿瘤侵犯血管，发生远处转移，出现肺、骨转移。肺转移出现咳嗽咳痰、痰中带血、胸痛等症状。骨转移出现骨骼疼痛等症状，严重者影响睡眠。

27. 甲状腺髓样癌的就医指征是什么？

定期体检非常有必要，一旦体检中发现甲状腺内出现肿块的体征都需要在医生的指导下进一步检查，当怀疑甲状腺髓样癌时，一定进行遗传学咨询，确认或排除遗传性髓样癌。发现除颈部肿块外，出现腹泻、面部潮红、多汗等类癌综合征时，应及时就医。已经确诊甲状腺髓样癌的患者，若出现声音嘶哑、吞咽困难等肿瘤压迫症状，应立即就医。

28. 甲状腺髓样癌预后如何？

甲状腺髓样癌在甲状腺癌中的恶性程度较高，预后相对较差。早期诊断和及时治疗可以明显改善患者预后，提高患者的生活质量。

29. 甲状腺髓样癌能否治愈？

本病不能治愈，需长期治疗。

30. 甲状腺髓样癌能活多久？

本病经过及时规范的治疗5年生存率可达到70%以上。

31. 什么是甲状腺未分化癌？

甲状腺未分化癌是甲状腺癌中恶性程度最高的一种，发病率约占全部甲状腺癌的10%～15%，多见年老体弱者，发病迅速，早期可发生全身转移。甲状腺未分化癌又称间变性癌或肉瘤样癌，较少见，多发生于40岁以上，且女性较为多见，生长快，早期即可发生浸润和转移，恶性程度高、预后差，从确诊起计中位生存期只有3～7个月。

32. 甲状腺未分化癌临床表现有哪些？

长期甲状腺肿大的病史，近期内迅速增大，并产生局部压迫症状，如有呼吸困难、吞咽困难、颈静脉怒张、声音嘶哑等表现，是由于肿瘤压迫气管、食管、颈静脉及喉返神经所致，其症状有颈部疼痛、肿块坚硬、固定、边界不清等。

33. 甲状腺未分化癌治疗方式是什么？

甲状腺未分化癌至今没有一种比较有效的治疗手段，外科手术仅起姑息作用。如果肿瘤仅限于腺体内，这时可考虑行甲状腺叶切除或全甲状腺切除，避免肿瘤长大后压迫气管。对局部晚期患者，行甲状腺峡部切除，或进一步行气管切开，可以暂时解决病人呼吸困难并发症。

34. 甲状腺未分化癌的生存率是多少？

甲状腺未分化癌1年的生存率仅为5%～15%，甲状腺未分化癌恶性程度较高，肿瘤细胞发展速度比较快，约有50%的患者在肿瘤早期即可产生颈部淋巴结转移，很容易侵犯气管和喉返神经以及食管外部组织，还可以经过血液循环向肺脏以及骨骼发生转移。临床统计甲状腺未分化癌预后很差，患者平均存活不足6个月，多数患者会在1年内死亡。

35. 甲状腺手术方案怎么定？全切好还是半切好？

确定手术切除范围应考虑以下几个因素：

（1）组织病理类型。

（2）原发病灶的大小。

（3）颈部淋巴结和远处转移情况。

（4）患者年龄和危险分层等。

（5）基因检测结果。

所以半切还是全切是一个需要全面评估的过程，甚至有可能术前是半切方案，但是手术过程中发现情况与预估的不一致，需要全切的情况也是有的。因此，术前沟通非常重要，关心自己手术方案的患者在未手术前可以和医生进行沟通确认。

36. 甲状腺腔镜手术是什么？有哪些手术方式？

腔镜甲状腺手术其实就是在远离颈部的位置切开一个或数个切口，然后制造一个组织隧道达到颈部进行甲状腺切除。目前常用的手术入路主要有腋窝入路、乳晕入路和经口腔前庭入路以及几种入路的结合等方式。

37. 甲状腺腔镜手术相对普通手术有什么优点？

在颈部看不到切口瘢痕，将切口瘢痕移到了隐蔽的部位，具有美容效果。

38. 甲状腺腔镜手术相对普通手术有什么不足？

（1）对于经验比较少的手术医生来说，其手术时间相对较长。

（2）有发生腔镜手术独有的并发症的可能：如二氧化碳相关高碳酸血症、皮下气肿、纵隔气肿以及局部皮肤瘀斑、坏死、腔道出血、种植等问题。

（3）腔镜手术时，胸骨和锁骨的阻挡还有可能影响对低位淋巴结清扫的彻底性。

（4）仅适合一部分严格选择的病例，如适应证把握不严格可能影响肿瘤的治愈疗效。

39. 甲状腺消融术是什么样的治疗方式？

该技术在超声显像引导下将一根微波消融针（仅有牙签粗细）经皮精准穿刺到甲状腺结节内，启动仪器后针尖发热，产生高温达 $100℃ \sim 120℃$，可杀死肿瘤细胞包括癌细胞，使结节或癌灶发生凝固坏死。术后结节不断缩小甚至消失，可达到只消融病灶，不损伤正常组织，同时提高机体免疫力，抑制肿瘤细胞扩散的目的，最终可以达到与手术切除相同的效果。

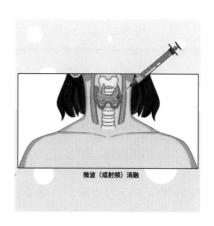

微波（或射频）消融

40. 甲状腺消融术相对普通手术有什么优势？

（1）创伤小，痛苦小。

（2）有效保护甲状腺功能。

（3）局部麻醉、手术精细。

（4）不会影响美观。

41．甲状腺消融手术术前沟通重要吗？

（1）消融手术"烧"掉了肿瘤，有没有彻底"烧"干净难以评估。

（2）目前甲状腺癌的治疗要求同期处理淋巴结，消融可以"烧"甲状腺内的结节，但无法同时处理淋巴结。

（3）消融后局部瘢痕粘连，将来再手术的难度会增加。

因此，是否做消融建议先跟甲状腺外科医师详细沟通。

42．哪些甲状腺结节可以做消融？

结节过大造成压迫症状、甲状腺囊肿、结节生长过快、结节有癌变倾向、甲状腺外科手术后复发或结节残余、甲状腺微小癌、外科手术后转移性淋巴结等。

43．微波消融超微创手术和传统手术切除有什么区别？

顾名思义前者是超微创手术，创口仅针尖大小，术后不留疤痕，手术时间短，恢复快（2~3d伤口长好），仅需门诊手术无需住院，不影响甲状腺功能，术后不用服药。而传统外科切除手术创伤大，通常是大部分甲状腺组织被切除需住院进行，术后甲状腺功能受损，需要终身服用甲状腺素替代服药，且会留下颈部疤痕。

43．消融前需要有哪些准备？

服用抗凝药物者需停药一周，其他无需特殊准备，无需禁食禁水。

44．消融手术需要多长时间？影响第二天正常工作吗？

手术过程10~20min左右。不影响第二天正常工作，术后观察1h左右。

45．消融手术后多长时间复查1次？

术后第1，3，6，12个月复查，之后每年复查1次。

46. 消融手术疼吗，术后疼痛怎么办？

大多数患者术中术后均无明显疼痛，极少数会有轻微疼痛，一般患者可耐受，不耐受的患者可口服芬必得、泰诺等止疼药。

47. 消融会不会影响甲状腺功能，术后需要长期吃药吗？

消融只灭活肿瘤组织，不损伤正常甲状腺组织，因此不影响甲状腺功能，术后也不需要长期服药。

48. 消融后多长时间结节能完全消失？

依个人体质不同，一般半年左右结节能明显缩小，1～2年时间内基本消失，少数结节不能完全消失，但会明显缩小失活，不影响健康和美观。

49. 消融术前需要穿刺活检确定结节性质吗？

不一定，典型良性结节可以直接消融，怀疑恶性的需要先进行穿刺活检。

50. 消融术有哪些常见并发症？

大多数患者无明显并发症，少数患者可能会出现短暂性的声音嘶哑、喝水呛咳等并发症，症状较轻，一般1～2d内恢复正常，极少数可能持续1～3个月（不足1%）。

51. 消融后饮食上需要注意什么？

正常饮食，不用刻意忌口。

52. 消融后会不会复发？

极少复发，复发率<1%。

53. 消融后如果复发会影响再次手术吗？

不会，万一出现复发可以再次消融或者改做外科手术，不影响预后。

54. 如果结节是恶性的怎么办？

结节是恶性时建议外科手术治疗。

55. 微波消融能一次性把所有结节都消融掉吗？

微波消融适合针对某1～2个特定结节进行治疗（结节生长过快或有癌变倾向等），这种情况可以完全消融。但如果结节很多，则不适合消融，建议外科手术。

56. 甲状腺手术前，有什么注意事项？

（1）配合医生完善相关化验检查。

（2）手术前2～4h内禁食禁水，目的是防止在麻醉或手术过程中胃内食物返流出来，吸入肺后引起肺炎。

（3）手术前一天晚上应保证睡眠，如果无法安睡，可以在医生的同意下服用地西泮（安定）类药物帮助睡眠。充足的睡眠有助于身体对手术的耐受。

（4）进手术室前，要取下活动性假牙及松动的牙齿，以防止麻醉插管时脱落，误入食管或呼吸道。眼镜、饰品等在进手术室前，交给亲属保管。

（5）要排空大小便进入手术室。

57. 甲状腺手术前的训练有哪些？该如何训练？

甲状腺手术体位是肩部垫高头轻度后仰，很多患者不适应这个体位，术前要加强练习，尤其是伴有颈椎病的患者。手术前住院后立即进行头低肩高体位练习，锻炼颈部肌肉、韧带。

方法是：术前3d开始练习，将枕头垫于肩下平卧，头向后仰，抬高床头5°～10°，时间由短到长，以无不适、能坚持2h为宜，目的是减少术中的不适。需要注意的是，餐后2h内应避免练习，防止发生呕吐。

58. 女性经期可以做甲状腺手术吗？

一般情况下，错开月经期行甲状腺手术可能更稳妥，因为经期一般有凝血功能的变化、术后疼痛感会更强等等。但不是绝对需要避开的，很多女性朋友月经期身体状况和情绪都很平稳，凝血功能也很好，术前评估手术影响相对较小。有这方面问题的患者可以和自己的主刀医师沟通清楚，不要刻意隐瞒，让术前评估更全面，也是可以在经期手术的。

59. 甲状腺手术前一天晚上可以正常饮食吗？

一般没有特殊要求，建议可以尽量选择清淡饮食，保证营养均衡合理，听从医嘱饮食即可。

一般手术前一天三餐正常吃。手术前2～4h内禁食禁水，以防止在麻醉或手术过程中胃内食物返流，吸入肺后引起肺炎。

五、康复篇

伤口相关

1. 甲状腺术后短期（6个月内）呼吸不适、异物感、发痒、吞咽困难等是什么原因？

常规甲状腺手术过程中不会涉及到直接损伤气管、咽喉的操作（肿瘤侵犯除外），但是术中全麻气管插管难免会损伤到咽喉局部黏膜组织，所以术后会有嗓子疼痛等不舒服的感觉。

另外，术后颈部手术区域瘢痕组织的形成会引起一些不适。随着逐渐修复会逐渐减轻，在此期间可以口服一些润喉片，或者做雾化治疗减轻症状。

2. 甲状腺术后（6个月内）刀口处痒、有麻木感、鼓包是怎么回事？

是术后创伤部位炎症修复过程中的正常情况，此过程会有局部渗出、肿胀、疼痛等反应，随着逐渐修复，这种情况会逐步减轻。

如果一直未减轻甚至加重的话就要考虑是否伴有感染，患者本身有其他疾病，如糖尿病等也会导致愈合延迟，若伴随以上两种情况，建议到医院就诊。

3. 甲状腺术后（6个月内）突发伤口疼痛是什么原因？需要就医吗？

如果是突发的脖子或伤口疼痛，建议可以观察一下伤口附近是否有异常，以及疼痛的状态。因为突发疼痛可能跟甲状腺手术关系不大，建议先排除其他的可能性，比如颈椎病或者肌肉劳损，同时检查疼痛处有无红肿等。如果疼痛剧烈或是长时间未改善，甚至更加严重的话，建议及时就医。

4. 甲状腺术后（6个月内）脖子有僵硬、牵拉等症状，是正常现象吗？

甲状腺术后由于局部水肿、瘢痕形成、颈部运动神经综合影响，会出现一定的活动障碍，这是术后创伤部位炎症修复过程中的正常情况。此过程中会有局部渗出、肿胀、疼痛等反应，随着逐渐修复，会逐步减轻。

如果一直未减轻，就要考虑是否伴有感染。患者本身有其他疾病如糖尿病等也会导致愈合延迟。

若伴随以上两种情况，建议到医院就诊。

5. 甲状腺术后（6个月内）肩膀疼痛，正常吗？和手术有关吗？会持续多久？

疼痛是因为甲状腺手术后，特别是同侧颈侧区淋巴结清扫术后患者肩颈部受影响较明显，建议可以做一些肩颈部的运动包括拉伸，也可以做一些如快走、慢跑、游泳等有氧运动来帮助恢复。

但涉及到个人的运动时间、强度、周期、运动项目选择等，就需要制订个人运动处方，要先评估个人体质情况、伴发疾病信息等。

6. 甲状腺术后长期（1年以上）咽喉不适、有异物感，是什么原因？

该症状需要考虑是最近才出现的，还是一直都有的。不过一般来说，术后每个人会有不同的症状，脖子拉扯考虑可能是因为疤痕增生。

瘢痕增生阶段局部刀口会有些发红，偶尔也会伴有发痒及针刺样的感觉，一般会持续半年至2年左右，症状会随着时间逐步修复减轻。

7. 甲状腺术后长期（1年以上）声音嘶哑是什么原因？如何进行发声练习？

甲状腺术后长期（1年以上）声音嘶哑要看具体原因，看是喉返神经的问题还是声带的问题，纵隔占位或者中枢性的原因。

可以做喉镜及动态喉镜来评估喉返神经的功能。一般说来，神经类的损伤在半年内的修复是最快的，而且超过半年仍然可能会有一定的修复，不必过于紧张。如果的确修复不了，而症状又比较严重的，可以考虑选择后续手术修复。

如果症状较轻，建议可以去康复科多做些声音恢复的训练，如果还有任何不适的地方就需要及时就医确认是否伴有其他因素。

8. 甲状腺术后长期（1年以上）肩颈、后背疼痛是正常的吗？

该症状可能是术后颈部不活动肌肉僵硬导致的，也有可能是侧颈区淋巴结清扫后的影响。如果不适时间较长甚至有加重的状况，建议及时就医，由医生进行专业判断后正确治疗。

9. 甲状腺术后长期（1年以上）刀口肿、发硬正常吗？是什么原因呢？

甲状腺手术虽然疤痕较小，但创面不仅是颈部可见的那条刀口。需要时间慢慢恢复，红肿、疼痛、牵拉感、呛咳等症状一般都会随着时间慢慢好起来的。

术后由于手术区疤痕增生，而且组织在修复过程中会产生粘连，所以局部会有硬硬的感觉，这属正常现象，随着修复进行，这种情况会逐步减轻。

建议同时可以进行颈部各个方向的活动锻炼，结合肩颈康复米字操练习协助恢复。如果发现一直未减轻甚至加重，建议及时到医院就诊。

10. 甲状腺术后易疲倦，感觉嗓子不舒服，应如何调理？

术后每个人的情况会有所不同，术后会有嗓子疼痛等不舒服的感觉，这个症状会随着修复逐渐减轻至消失。在此期间可口服润喉片，或者做雾化治疗减轻症状。

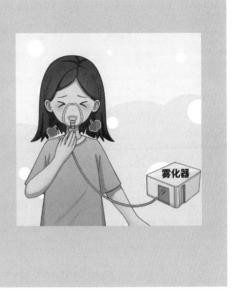

但是，若长期仍有这种感觉建议及时就医，由医生进行专业判断后正确治疗，排除本身的咽炎、食管返流等情况。另外建议加强体育运动以促进术后恢复。

11. 甲状腺术后，未做手术侧的脖子难受、有刺痛感，是什么原因？会不会也是甲状腺不好了？

脖子难受疼痛可能由多种原因引起，并不一定都跟甲状腺有关，比如颈椎、肩颈、肌肉等问题都有可能引起不适或疼痛。

如果疼痛持续时间较长或是已经影响到正常生活，建议及时就医咨询专科医生，由医生根据个人的具体情况进行专业的诊断。需要定期复查后，由随访医生根据个人复查报告的具体情况来看。

11. 甲状腺术后部分颈部淋巴结出现肿大是什么情况？严重吗？

术后颈部淋巴结出现肿大，一般有三种情况：

（1）由于伤口修复、组织吸收的炎症反应导致的淋巴结反应性增生。

（2）合并上呼吸道（咽喉）牙周这些地方出现炎症，也会导致淋巴结肿大。

（3）有复发转移的可能。

根据个人具体情况，建议可以选择就医确认。所以定期复查非常重要，为防止复发还得要坚持定期复查监控。

12. 甲状腺术后伤口部位有液体渗出、明显红肿、腥臭、伤口裂开等症状，怎么办？

术后创伤部位炎症修复过程中可能会出现局部渗出、肿胀、疼痛等反应，一般随着修复进行，这种情况会逐步减轻。但是如果一直未减轻，甚至伤口出现腥臭、明显红肿、液体渗出、开裂等症状的话，就要考虑是否伴有感染；患者本身有其他疾病，如糖尿病等也会导致愈合延迟。若伴随以上两种情况，建议到医院就诊或者线上咨询医生。

13. 术后伤口拆线、拆敷料贴是否需要使用酒精、药膏、创可贴等护理？

拆敷料贴需要听从主刀医生建议即可，拆线之后可以不用使用膏药、创可贴。保持患处干燥清洁，防止并发症的产生。

14. 术后多久可以拆线、拆敷料贴？伤口多久可以沾水、洗澡？洗澡有什么注意事项？

拆线需要听从主管医生建议，一般来说可吸收线不需拆除，普通缝线还是需要拆线。一般术后5~7d可以拆线（需要根据切口愈合情况及患者具体情况，例如糖尿病患者、老年患者可能拆线时间会延后）。

一般出院后5～7d（因为个体情况不同会有所差异）可弃去纱布敷料进行淋浴，如果贴有瘢痕类敷贴，可去掉敷贴淋浴，但洗澡时禁止搓洗伤口部位；最后，请注意观察伤口，如出现疼痛加重、红肿、渗出再次增多等异常情况，及时到医院处理。

15. 甲状腺手术后多久能用疤痕膏贴凝胶等祛疤产品？

市场上的祛疤产品很多，到底什么时候可以开始使用。原则是必须等待切口自然愈合后可采用祛疤产品，一般来说时间是术后一周，但个人情况有所不同，请确认伤口长好且自然掉痂。使用前切口部位需消毒，可使用酒精棉球将痂皮擦净，涂上或贴上敷贴就可以了，或者等待结痂自然脱落后再使用。如若伤口发生了感染或经久不愈，一定要尽快就医咨询医生。

16. 伤口贴上祛疤贴会蜇疼是为什么？

贴祛疤贴之后出现疼痛等症状可能是过敏或是伤口未完全愈合等因素引起的，建议暂时停止使用，待伤口完全愈合之后再使用，并确认自身不过敏。

术后饮食

1. 甲状腺手术后两周内的饮食，有什么注意事项？

根据个人情况不同，饮食建议也有所不同，需要根据具体情况来确认。一般建议：

（1）术后遵医嘱进流食、半流质饮食，如：藕粉、粥、面汤等，逐步恢复到正常饮食。

（2）手术后两周之内，以软饭、面糊、米汤、藕粉等易消化、易吸收的流食/半流食食物为主；建议低脂肪、低胆固醇饮食，暂时不要吃或者尽量少吃大鱼大肉等高蛋白及高脂肪食物；鸡蛋、牛奶、豆浆这类食物含蛋白较高，多为优质蛋白质，可以适量选择。

（3）清淡饮食，少油、少糖、少盐、不辛辣。清淡的饮食不容易刺激患者的胃肠道，有助于消化吸收。

（4）以上一般是针对平时身体素质健康的人，对于胃肠功能不太好或伴有胃肠疾病如慢性胃炎、肠炎、功能性胃肠病的患者以及血糖、血脂异常的患者，建议先进行营养测评、碘含量评估等明确相关指标，在不加重胃肠负担的情况下补充相关的糖类、脂类、蛋白质、维生素、微量元素。

（5）术后两周如无特殊，一般来说即可逐步恢复到正常饮食。

2. 甲状腺手术后饮食上有什么需要忌口的吗？

根据个人情况不同，饮食建议也有所不同，需要根据具体情况来确认。具体到个人的饮食禁忌和建议，需要在专业指导下进行，一般来说：

（1）甲状腺术后并不需要特殊限制饮食中的碘含量，只有需要^{131}I治疗的患者才需要在治疗前后限碘。

（2）建议尽量做到餐餐有蔬菜，天天吃水果。重点补充钙、镁、维生素C、维生素D等营养素，有助于骨骼健康。

（3）饮食尽量清淡少油少盐，忌频繁食用煎炸炭烤食物，忌大量食用甜食，忌常吃加工食品，忌常吃腌菜。

要记住口诀：低脂低盐饮食，禁烟控糖限酒；少吃或不吃辛辣刺激食物。

用药相关

1. 优甲乐是什么？是和糖皮质激素一样的激素药吗？

人体内有多种激素，优甲乐本身与甲状腺激素结构式相同，服用它的目的就是补充机体的甲状腺激素。因此，它是一种甲状腺激素制剂，与我们平时所说的"激素"完全不是一回事，我们平常说的"激素"更可能说的是糖皮质激素，例如强的松、地塞米松、氢化可的松这类药。

长期应用糖皮质激素，会导致一定副作用，如体重增加、血压升高、骨质疏松、股骨头坏死、抵抗力下降等。

而优甲乐这类药物只要合理使用是非常安全的，其原理与机体补充胰岛素一样，不存在依赖性和成瘾性，包括孕期、哺乳期及备孕期都可以放心使用，但需要定期检测甲状腺功能。

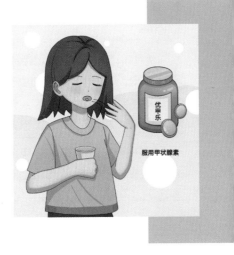

2. 优甲乐一般服用剂量是多少？一天吃几片？

一般甲状腺激素治疗应该从低剂量开始，2~4周逐渐加量，直至达到完全替代剂量。

对老年患者、房颤患者和重度或长期甲状腺功能减退的患者，开始使用甲状腺激素治疗的阶段应特别注意，应该选择较低的初始剂量（例如12.5μg/d）并在较长的时间间隔内缓慢增加服用剂量（例如每两周加量12.5μg/d），同时需密切监测甲状腺素水平。

在甲状腺癌的抑制治疗中，优甲乐的规范服用十分关键。左甲状腺素钠片应于早餐前半小时，空腹将一日剂量一次性用适当液体（例如半杯水）送服。婴幼儿应在每日首餐前至少30min服用本品的全剂量。可以用适量的水将片剂捣碎制成混悬液。但谨记该步骤需服药前临时进行，得到的药物混悬液可再用适当的液体送服。

通常情况下，甲状腺功能减退的患者及分化型甲状腺癌患者应终身服药。

3. 优甲乐剂量与寒暑季节变化有关吗？体重胖瘦对剂量有影响吗？

优甲乐是术后患者的主要治疗药物，可以补充人体缺乏的甲状腺激素。其治疗剂量取决于患者的病情、年龄、体重、促甲状腺激素（TSH）的水平等。起始剂量和维持剂量是根据个体的年龄、体重以及机体代谢状态等来确定的。

对于正常个体而言，甲状腺激素是维持人体新陈代谢的一类激素，季节、环境、情绪变化等因素都可能导致甲状腺激素水平波动。

对于甲状腺半切的患者来说，因为还有一部分甲状腺组织可以参与到自身的动态调节，因此优甲乐服用剂量变化不大；对于甲状腺全切的患者来说，失去了自我调节功能，那么季节交替时服用优甲乐可能会出现不适症状，如犯困或异常兴奋等，建议返院复查甲功，有可能是因为季节、环境、个体因素需要调整药量。

4. 甲状腺手术后需要终身服药吗？如果功能恢复正常可以停药吗？

具体是否需要终身服药或是否可以停药，建议遵医嘱保持随访复查，咨询医生即可。通常情况下，甲状腺功能减退的分化型甲状腺癌患者应终身服药。

5. 甲状腺手术后服用优甲乐，要如何调药？可以自己增减药量吗？

关于调药，建议咨询医生，不建议自己凭感觉判断调整药量。术后的用药是医生根据术后病理报告、是否需要进行TSH抑制治疗，评估每个人的具体情况，包括癌灶、手术、病理、复查指标、个人服药时间及习惯等情况设定TSH的目标。再根据甲状腺功能的检测，调整优甲乐的剂量。

6. 优甲乐服用一般注意事项有哪些？饮食方面注意什么？

（1）术后服用优甲乐一定要谨遵医嘱。于早餐前半小时，空腹将一日剂量一次性用半杯水送服。

（2）尽量选择相对固定的时间点服用药物，清晨空腹服药为最优推荐。如果睡前服药不影响夜间睡眠质量，一部分患者也可考虑临睡前服药。

（3）注意口服优甲乐时，不建议同时吃豆类及其制品（豆浆、豆腐等）和牛奶，因为同时吃会影响药物的吸收，一般建议间隔4h以上再食用。

（4）避免和任何其他药物同时服用。若有其他药物服用的，一般建议间隔时间2h以上。需注意与某些特殊药物间隔时间需更长，如消胆胺或是降脂等需间隔12h。

7. 服用优甲乐可以喝咖啡吗？一般间隔多久可以喝呢？

分化型甲状腺癌术后一般都要服用优甲乐进行抑制治疗。一般服用剂量相对偏大，少数患者可能存在药物性甲亢，这类患者心脏负担会加大。

咖啡会刺激神经系统，让心跳加快，心肌收缩增强，也增加了心脏负担。

两者加在一起，更容易导致心慌、心悸、心律失常等症状。所以虽然可以喝咖啡，但不建议喝浓咖啡，且不能多饮。

8. 高纤维食物需要与优甲乐间隔，那么常见的高纤维食物有哪些呢？间隔多久呢？

高纤维食物也可能会阻碍优甲乐的吸收。如果大量进食这类食物，一般建议间隔2h。

早餐常见的高纤维食物包括：燕麦、玉米、糙米、麦麸、荞麦和一些蔬菜（如菠菜、白菜、南瓜、油菜、萝卜等）等。通常摄入量不多，影响不大，在半小时基础上适当延长即可。

另需特别注意，西柚需要与优甲乐间隔4h以上食用。

9. 服用优甲乐同时可以吃豆类及其制品、喝豆浆牛奶吗？除了奶、豆之外，还有什么食物需要注意的吗？早餐可以吃什么呢？

含大豆物质可能会降低优甲乐在肠道中的吸收量。

铝、铁和钙盐：含铝药物（抗酸药、胃溃宁）可能降低优甲乐的作用。因此，应在服用含铝药物之前至少2h服药。

含铁和钙盐的药物与含铝药物情况相同。另一些药物可能会影响药效，同时还需要使用其他药物时，请咨询临床医生/药师。

有以下情况时使用须谨慎：

（1）与降糖药合用需谨慎：

可能降低该类药物的降血糖效应。

（2）与香豆素衍生物合用需谨慎：

可能会引起出血。

（3）与下列药物合用需谨慎：

蛋白酶抑制剂（如利托那韦、茚地那韦、洛匹那韦）、苯妥英、消胆胺、考来替泊、含铝药物（抗酸药、胃溃宁）、水杨酸盐、双香豆素、速尿、安妥明、奥利司他、司维拉姆、酪氨酸激酶（如伊马替尼，舒尼替尼）、丙基硫氧嘧啶、糖皮质激素、拟交感神经药、胺碘酮、含碘造影剂、舍曲林、氯喹氯胍、巴比妥酸盐、卡马西平、雌激素、含大豆物质。

注：此部分内容并未列出包括所有可能与本品发生相互作用的药物，如有疑问，请咨询临床医师/药师。

10. 十字花科类食物需要与优甲乐服药时间间隔吗?

（1）十字花科食物包括西蓝花、卷心菜、萝卜、甘蓝、白菜、油菜、青菜、荠菜等，大部分蔬菜没有特殊禁忌，遵循服药后至少间隔半小时以上才进餐的要求即可；有几种膳食纤维含量较高的蔬菜如白菜、萝卜，只要不是大量进食，间隔时间可在半小时的基础上适当延长即可。

（2）十字花科类食物含有硫苷，某些情况下会水解从而影响甲状腺对碘的吸收，但仅仅在持续大量生食的情况下才可能导致甲状腺激素生成，因此对十字花科的限量仅限于碘缺乏所致的甲状腺疾病以及 [131]I 治疗期间。

因此对绝大多数患者，不建议过度忌口而导致蔬菜摄入量不够，以至于饮食营养不均衡，引起其他问题。

11. 优甲乐如何保存？夏天可以放冰箱吗？

每次应看药物说明书，一般为 30℃ 以下原包装内保存。

12. 优甲乐漏服错服怎么办？

优甲乐有较长的半衰期（约 7d），故一天仅需服用一次便能获得稳定的血药浓度。

（1）如果清晨漏服，可以在当日任何时候补服。如果漏服 1d，可在第二天分次（例如上午、下午）服用。如果漏服不止 1d，应该坚持多天服用双倍剂量，直到补够漏服的所有剂量为止。

同时，一般来说，如果长期规律服药，只是偶尔漏服一次问题不大，第二天记得正常服药即可。但是建议记得要按时服药，可以设置服药提醒，避免药物漏服。

（2）一般情况下，单次多服或者重复服用优甲乐不会造成严重的问题。有文献记载单次加倍剂量并未造成患者出现不适症状。

如不小心多服了优甲乐，建议加强观察，如果没有出现不适症状，保持定期随访即可；如果有出现不适症状，建议及时复查后就医咨询随访医生。当然，多服的话，一般情况，第二天就不需要再服用优甲乐了，保证每周的剂量比较稳定即可。

13. 优甲乐可以晚上（睡前）吃吗？

推荐每日早晨空腹将一天的剂量一次性用清水送服。可早上起床后即用白开水送服，半小时内不要进食早餐。

早晚都可以，晚上服用也可以，但是需要间隔晚饭时间3h以上。

但是一般建议，尽量不要在睡前服药，否则可能提高机体兴奋性，影响夜间睡眠质量。

14. 长期服用优甲乐有什么副作用？

虽然研究表明TSH抑制治疗能够降低分化型甲状腺癌复发的风险。但是长时间、超生理剂量地服用优甲乐，会对我们的心血管系统、骨骼系统造成比较大的副作用伤害。可能会导致心律失常、左心室肥大以及骨质疏松等问题。

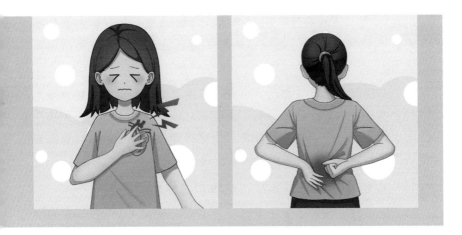

15. 针对优甲乐对心血管问题风险和骨质疏松风险有什么干预方法吗?

针对心血管系统风险,在服药期间建议可以定期复查心电图。对于高风险者需要适当放宽TSH抑制目标,同时可以加用保护心血管的药物。此外就是一定要按时复查,如有问题及时遵医嘱调整药量,切忌自己调整药量。

针对骨质疏松干预方法,需评估治疗前基础骨矿化状态及骨密度并定期监测。应适当补充钙剂及维生素D,必要时可联合其他干预治疗药物(如双膦酸盐类、降钙素类、雌激素类等)。此外就是日常生活中良好的饮食习惯、膳食结构及体育锻炼,可以减少骨质流失。

16. 甲状腺手术后,服用优甲乐出现胸闷气短、心慌、心脏不适、心跳不正常等症状,是优甲乐引起的副作用吗?

如果按照规定,按时服用左甲状腺素钠片(优甲乐),一般不会出现不良反应。但是由于在治疗早期,个人对剂量增加过快的不耐受或者服用过量,可能会出现上述反应。

一般手术后的调药初期,患者的甲状腺激素水平处于波动状态,部分患者,特别是已经合并了一些基础疾病的患者,可能会出现一些不适的症状，包括情绪、睡眠以及心血管等方面的不适。一般情况下，等到机体达到平衡，这些症状会逐步减轻或消失。

出现上述症状的患者，也有可能由其他因素引起，特别是本身合并了心血管疾病或者有心血管高危因素的患者。如果用药期间出现不适，可以提前返院复查甲状腺功能，带甲功等检查报告线上或是到医院咨询医生，确认是否需要调整药量。

17. 甲状腺术后月经紊乱，是服用优甲乐引起的吗？

甲状腺术后月经紊乱是女性患者术后一个较为常见的问题。月经紊乱跟优甲乐的剂量调整有一定的关系，如果优甲乐剂量偏大引发药物性甲亢，或者优甲乐剂量偏小存在甲减的时候，可能有部分患者伴发月经紊乱。一般来说，如果没有特殊情况，会随着时间逐步恢复的。

但是在临床中，有些甲状腺功能控制满意的患者也会出现月经紊乱，这可能跟手术的应激、患者本人对疾病的恐惧、焦虑情绪等均有关系。一般建议可以先观察一段时间，如果一直没有恢复，甚至影响到正常生活，建议可以到妇科咨询，由医生根据具体情况进行专业的诊断。

18. 长期服用优甲乐会导致肥胖（体重增加）或是消瘦（体重减轻）吗？

在饮食没有太大变化的情况下，出现术后短期内的肥胖或消瘦，可能与药物剂量有关。一般建议需要定期复查甲功，调整剂量。

长期体重变化，受多种因素影响，要注意区别是否一定与服优甲乐有关系。如果剂量不够，可能出现甲减，体重会增加。药量是否合适需要医生的指导。

另外，饮食、运动也对体重影响较大，可以少吃肥肉、油腻、油炸的食物，多吃新鲜蔬菜、水果等，平时根据身体情况做一些承受范围内的运动，良好的心态，保持健康的生活习惯。以此观察一段时间，如果症状一直没有缓解或已经影响到正常的生活，建议咨询医生。

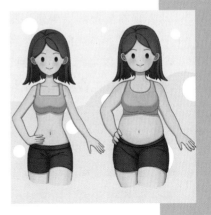

19. 服用优甲乐，可以正常妊娠/哺乳吗？

服用优甲乐所补充的外源性甲状腺素化学结构与人体自身分泌的甲状腺素是一样的，是机体正常运行必不可缺少的，因此这类药物本身是非常安全的，包括孕期、哺乳期以及备孕期都可以放心使用。

但是需要注意的是：使用时，一定要确保剂量适宜。必须在专科医生指导下，调整到合理目标范围，如妊娠前需就医把优甲乐的剂量调整到适合怀孕的数值之后再怀孕；而怀孕以后，建议每个月都返院复查甲状腺功能，根据甲状腺功能指标调整剂量。

其次，妊娠早期母体的甲状腺素可通过胎盘进入胎儿体内发挥作用，到妊娠后期胎儿自身的甲状腺已经开始发挥作用，不会再依赖母体的甲状腺激素。而且，婴儿出生后的哺乳期，优甲乐不会通过血液分泌到乳汁，因此，母体服用的优甲乐基本不会对胎儿和新生儿有影响，所以一般妊娠哺乳期只需要遵医嘱服用正常剂量即可。

20. 优甲乐和雷替斯有什么不同？如何选择用药？如果购买不到优甲乐/雷替斯，可以自己换为另一种服用吗？

术后口服药学名为左甲状腺素钠片，就是L-T4，被熟知的有两个药品名：①优甲乐。②雷替斯。雷替斯和优甲乐主要是辅料不同、控制的质量标准有微小的差异。

一般来讲，如果乳糖不耐受的患者可以考虑换成雷替斯。当然，现在新版的优甲乐辅料中也不添加乳糖了，所以问题不大。一般情况下，选择其中一种长期服用即可。如果的确买不到其中一种，可以考虑相互替换，但是需要咨询医生，在医生的指导下，根据自己的病情、性价比等来选择更换。

复发转移

1. 甲状腺癌术后转移了怎么办？

针对个体的具体情况，建议及时就医咨询，由医生根据具体情况进行专业的诊断并给出治疗意见。

一般来说，甲状腺乳头状癌出现局部淋巴结转移的治疗首选手术。远处转移的治疗首选^{131}I治疗。

2. 分化型甲状腺癌术后如何降低复发风险？

术后除了清甲以外，规范的甲状腺素抑制治疗和定期复查可有效降低复发的可能性。

服用甲状腺素不仅可替代被切除甲状腺的功能，还可将TSH抑制在较低的水平，从而有效降低甲状腺癌的复发和转移。但优甲乐的服用要做到个体化给药，需要维持降低复发风险和尽可能减少副作用的平衡。因而定期复查甲功、TG、TG抗体、颈部B超、胸部CT等对指导用药、监测复发是非常必要的。

3. 甲状腺癌术后复发转移的几率是多少？导致复发转移的原因是什么？

复发风险除了与病理类型、肿瘤分期、手术切除情况有关，术后复查时，如果发现有新的颈部肿块，建议要及时做超声检查，明确其性质。

定期的随访、复查和后期专业的健康管理可以降低复发的风险，做好术后定期随访，按照医嘱完成必要的检查，也是早期发现复发或转移的可靠办法。

4. 淋巴结转移浸润脂肪，复发概率大么？

（1）淋巴结转移浸润脂肪指癌细胞转移淋巴结，已经突破淋巴结的包膜，并达到外面的脂肪层，是淋巴结转移类型中相对严重的一类。还有一种名称叫做淋巴结的脂肪浸润，是指淋巴结里面的脂肪增生增多，这个和肿瘤细胞没关系。

（2）如果是侵犯到脂肪层，那么复发风险比微转移要高一些。但是仅凭单一指标是没有办法判断的。监控是否复发必须要规律性随访才能做到，单凭自己判断症状是不可靠的，借助检查结果才能判断，比如淋巴结穿刺诊断报告、彩超报告、甲功指标等。

5. 甲状腺癌手术后淋巴结转移，会随着时间发展为更高级别的其他甲状腺癌吗？比如髓样癌什么的。

首先如果是乳头状癌，术后是不会变成髓样癌的。

后来发现髓样癌有两种情况，第一是早些时候就没有发现，但一直未发展。第二种情况是后来新发的，只是由于未做随访未被发现。但是高侵袭性的乳头状癌亚型、反复复发的乳头状癌，或者对^{131}I难治性乳头状癌是有可能向低分化癌转变，其恶性程度会大大增加。

绝大多数的乳头状癌是不会升级成恶性程度更高的甲状腺癌的，不必太过于焦虑及担心。

因此建议到医院就诊做相关检查，以确认是否复发转移。

7. 甲状腺癌术后，如何判断复发？具体要看什么指标？

甲状腺癌术后判断复发是非常专业的，需要专科医生具体评估。

不同甲状腺癌分型的评判方式也是有差别的。绝大多数的甲状腺乳头状癌可以通过彩超、甲状腺功能检查，以及必要时候的穿刺病理评估进行综合分析。

甲状腺癌的复发早期很少出现症状，所以需要规律随访、专业评估、及时发现、尽早治疗。

一般重点关注的是甲状腺球蛋白和甲状腺球蛋白抗体及颈部彩超报告。

8. 甲状腺癌术后，复查发现双侧颈部淋巴结可见，是转移了吗？

淋巴结可见和癌细胞转移是两种不同的概念，前者一般是淋巴结肿大引起的。

术后淋巴结出现肿大一般有两种情况：一种情况是由于伤口修复组织吸收的炎症反应导致的淋巴结反应性增生；另一种情况是合并上呼吸道（咽喉）、牙周等部位出现炎症，也会导致淋巴结肿大。当然也不能排除淋巴结转移的可能性。

因此需要确认具体原因，根据个人的情况，建议可以先观察一下，如果持续未减轻或是不放心的话，可以选择就医确认。

9. 甲状腺癌术后，怎样确定肺部结节为甲癌转移？确认肺转移的话，应如何治疗？

确定是否是肺部转移，一般可以通过影像学手段进行判断，如胸部CT、核素显像等；如果肺部有转移灶，那么甲状腺球蛋白的水平也会持续上升。

甲状腺癌转移到肺的情况比较少见，而肺部小结节并不少见，多数早期甲状腺癌患者的肺结节都不是转移。

是否是肺转移，以及如何治疗应该听从医生的专业意见。

10. 听别人说"糖"促进癌细胞生长，是真的吗？术后能吃含糖糕点吗会引起复发吗？

糖属于碳水化合物，主要为身体提供能量。

研究显示，碳水化合物的摄入量并没有被证明直接增加癌症的风险或进展。但摄入过多的糖会增加肥胖、糖尿病的发病风险，间接增加由糖摄入过多引起的相关肿瘤，如乳腺癌、结直肠癌等。

建议每天食用的糖不超过25g为宜。

^{131}I相关

1. 什么是^{131}I? ^{131}I治疗又是什么?

^{131}I是碘元素的一种具有放射性的同位素。^{131}I治疗是指患者在医生的指导下口服^{131}I溶液，利用残余的甲状腺和转移灶能高度摄取^{131}I的特点，让^{131}I在病灶内持续释放β射线，以定向、有效地清除残余甲状腺组织并消灭肿瘤细胞的一种治疗方式。

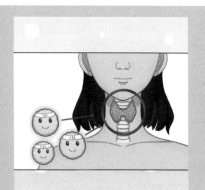

2. 孕妇可以做^{131}I吗?

因为妊娠期和哺乳期妇女服用放射性碘可能会对胎儿和婴幼儿的甲状腺有损伤，造成胎儿或婴幼儿甲减，因此妊娠期禁忌^{131}I清甲治疗。

3. 什么情况下需要再（多次）做^{131}I治疗?

是否需要再（多次）用^{131}I治疗，一般要结合每次复查结果综合来看，需要根据个人的具体情况决定，建议咨询医生。

4. 哪些甲状腺癌患者手术后需要^{131}I治疗?

分化型甲状腺癌行甲状腺全切除术后行^{131}I治疗是其综合治疗的主要措施之一。

是否需要^{131}I治疗医生根据患者的病情情况决定。

5. 服用^{131}I后贴身衣物怎么处理？

服用^{131}I后衣服最好别扔，放在平常不常去的地方80d就好了。

在进行^{131}I治疗的患者会担心自己服用^{131}I出汗之后，自己的贴身衣物时会沾染一部分汗液中含有的放射性^{131}I，所以问要不要把衣服扔掉，其实这是没必要的。因为汗液分泌出来的^{131}I量比较少，随意丢弃这类衣物既浪费又污染环境。建议可以把衣服放置在平常不常去的地方，让具有放射性的核素自己衰变掉。^{131}I的半衰期是8.04d。从医疗上讲，放射性的垃圾经过10个半衰期以后，就可以认为不含放射性，可以以普通方式处理。也就是说80d左右过后，这些衣服就可以正常使用了。

6. 服^{131}I前需要准备什么？

一般治疗前需要充分了解^{131}I治疗，包括其作用和过程。患者和家属应积极主动与主治医生进行沟通，对自己的病情做充分的了解，了解^{131}I治疗能够给疾病治疗带来的益处和可能出现的副作用，消除对^{131}I治疗的恐惧心理。开始^{131}I治疗前，医生会让患者停止服用甲状腺激素药物2~4周，同时还需要低碘饮食。具体听医生建议即可。

7. ^{131}I治疗后饮食注意哪些？

饮食：一般建议^{131}I治疗后一周以内严格无碘饮食，有的医院会要求^{131}I治疗后一个月内继续保持低碘饮食，建议遵医嘱。

一个月以后饮食适碘即可，三个月后可至医院门诊进行尿碘检查，若结果高于正常值，建议继续低碘饮食；若结

果偏低，则可正常饮食，不需要忌口。另外，术后被告知普食的患者出院后即可正常饮食，避免辛辣刺激即可；术后被告知禁食油、肉、蛋、奶的患者出院后两周可以逐渐恢复正常饮食。

当然以上建议一般是针对平时身体素质较好的人，对于胃肠功能不太好或伴有胃肠疾病（慢性胃炎、肠炎、功能性胃肠病等）的患者以及血糖、血脂异常的患者，建议先进行营养测评、碘含量评估等相关指标，针对性补充相关的糖、脂、蛋、维生素、微量元素等，这样才能在不加重胃肠负担的情况下精确补充所需能量。

8. ^{131}I治疗后护理和注意事项有哪些？

（1）^{131}I是一种高能量的放射性同位素，要防护它最理想的是用铅等重金属隔离（比如住在铅屏蔽房、穿铅衣等），延长接触距离（比如自己住单间，远距离与家人、同事接触），以及缩短接触时间。总的来讲短时间、长距离的偶尔接触还是可以的。当然，还是尽可能不要接触孕妇和婴幼儿，一般建议经过测量许可或一个月后方可彻底解禁。

（2）出院后的第一周大小便后多冲水，避免照射家人，但也不必过于担心。有研究表明放射性活度达到50~100mCi时，相距1m允许接触时间是3~4h；100~250mCi时，相距1m允许接触时间是0.5h，也就是说超过这些接触时间才可能有害。总之，尽量做好防护，减少不必要人群的照射，这才是硬道理。

（3）自我护理方面，建议多喝水、多排尿，必要时使用缓泻剂保持大便通畅帮助加快体内^{131}I的排泄；如发生其他不适的症状，一定要及时与医护人员沟通，以便及时采取应对措施。

9. ^{131}I治疗后一定会变成甲减吗？变成甲减该怎么办？

会不会变成甲减要看具体疾病，如果是甲亢，进行^{131}I治疗后一年内出现的甲低称早发甲减，一年后发生的甲低称晚发甲减。

据记载，早发甲减发生率为2%~5%。一般早发甲减是暂时的，可以自行恢复，部分早发甲减的患者，有时只需要服用一段时间的甲状腺激素就可以停药了；晚发甲减通常是永久性的，因为每位患者对^{131}I的敏感性不同，即使病情完全相同的两个人，使用同等剂量的^{131}I，最终的结果都有可能不同，具体情况建议咨询医生。

如果是甲癌清甲或清灶治疗，甲状腺组织都被清除了，就只能终身服药替代甲状腺激素，是否出现甲减或甲亢症状需要看服药剂量。

^{131}I治疗之后如果出现甲减，可以进行一段时间的观察和监测，看看到底是早发甲减还是晚发甲减。如果是早发的，在甲状腺逐渐恢复功能后可减少甚至是停止服用甲状腺激素；如果是晚发的，就需要终身服药补充左甲状腺激素片，但只要定时定量服用，对人的身体几乎没有任何其他的负面影响。

10. ^{131}I治疗影响生育吗？^{131}I治疗后备孕有什么注意事项？如何备孕？

目前临床观察表明，^{131}I治疗未导致不孕、流产、胎儿先天畸形及后代先天性发育不良等风险的增加。^{131}I治疗后的6个月内应注意避孕。

（1）^{131}I治疗后考虑怀孕的女性，首先要注意的是怀孕时间，尽量推迟到半年至一年之后，因为妊娠期和哺乳期妇女服用放射性碘可能会对胎儿和婴幼儿的甲状腺有损伤，造成胎儿或婴幼儿甲减。

（2）孕期必须注意复查，最好每个月都到医院复查监测甲状腺激素水平。对于情况严重的孕妇，则需要每半个月检查一次。因为女性怀孕后，体内各个生理过程都可能发生变化，甲状腺也不例外。有些轻微的甲减孕妇本身可能没感觉，但可能影响到胎儿发育。特别是当母亲自身都感觉不舒服，出现反应慢、怕冷等甲减症状时，一定要及时赴医院检查。

（3）尤其是刚刚怀孕的前三个月和接近生产的后三个月，医生建议孕妇无论如何都不能错过检查。因为前三个月是胎儿器官形成的关键时期，而后三个月接近生产，必须保证身体机能各方面的正常。

（4）若在怀孕过程中出现了甲状腺激素水平偏低的情况，孕妇需要在医生的指导下适当进行替代治疗，保证胎儿的健康成长。

（5）孕期建档的同时，必须执行严格的随访计划，怀孕期间的管理必须严格参照甲状腺疾病管理流程来做。

（6）更多的是需要妇产科医生根据个人的具体情况来制订备孕计划，建议就医妇产科咨询。

11. ^{131}I治疗前吸碘实验有无放射性？

吸碘实验是确认甲状腺吸碘率的一个检查，确实有放射性但是因为使用的是示踪量，相对来说放射性很低，所以不用太过担心。

12. ^{131}I治疗后掉头发正常吗？该如何护理？

这种情况是因人而异的，对于放射治疗比较敏感的患者来说，在经过^{131}I治疗之后，有可能会出现脱发的症状，但是如果患者不是很敏感，就不会脱发。

而且如果是因做^{131}I治疗引起的脱发，在治疗结束之后是会重新长出来的，所以对于这种情况不用过于担心。但是，如果脱发情况特别严重，建议就医咨询。

13. ^{131}I治疗有什么副作用？其副作用对人体的伤害有多大？

（1）放射性甲状腺炎：

^{131}I清甲治疗后的放射性甲状腺炎发生率并不少见（约占10%～20%），通常出现在清甲治疗后1～10d，主要症状是颈部疼痛和肿胀多为轻度、短暂的，且逐渐减轻。残留腺体较多的

患者常有吞咽疼痛和不适，极少数患者会出现严重或持久疼痛、喉头水肿的情况。

（2）胃肠道不良反应：

胃肠道反应是^{131}I治疗最为常见的不良反应，服药6h即可产生，1～2d达高峰，多持续3～5d，与^{131}I剂量大小相关。

（3）血液系统不良反应：

血液系统不良反应以白细胞降低为主，多为轻度降低，少数患者可有血小板降低，极少有全血细胞减少。

（4）生殖系统不良反应：

目前临床观察表明，^{131}I治疗未导致不孕、流产、胎儿先天畸形及后代先天性发育不良等风险的增加。^{131}I治疗后的6个月内应注意避孕。

（5）唾液腺损伤、味觉异常和口腔黏膜炎：

唾液损伤是^{131}I治疗后的常见不良反应，其发生率18.7%～64.7%，包括急性唾液腺炎和慢性唾液腺炎，其中腮腺炎最为常见。^{131}I治疗后，患者的味觉受到一定的损害。个别患者出现口腔黏膜炎，治疗期间多饮水，服酸性食物。

（6）泪腺损伤：

主要症状包括泪溢症、畏光和眼球干燥症，症状较轻微，多可自行缓解，极少数患者症状明显。

（7）放射性肺炎和肺纤维化：

其发生的概率很低，主要见于广泛肺转移多次治疗后。

其他症状

1. 甲状腺术后出现手麻、脚麻、腿麻、嘴麻、严重时抽搐、发抖等症状是什么原因？还能恢复吗？

一般情况下，甲状腺癌行甲状腺全切手术后易发生术后低血钙。

低血钙是造成肢体麻木的原因，多数在术后1~3d左右发生，经补钙治疗后可逐渐恢复。但也有部分患者会延迟出现术后低血钙，延迟出现的原因需要结合血钙及甲状旁腺激素检测情况来进行判断。

其他还有多种原因（糖尿病、药物、酒精等）均可能导致周围神经病变从而引起肢体麻木，所以个体情况，以及能否恢复等建议咨询医生，可到医院就诊。

2. 甲状腺术后感觉脸肿、手胀、腿肿是什么原因呢？

引起脸肿、手胀以及腿肿的原因有多种。如果该症状是术后一直都有，并且症状持续减轻的话，建议可以继续观察。

一般术后会有不同的症状反应，会在1~3个月内逐步减轻直至恢复；如果该症状是近期突然出现的，或是一直没有减轻甚至加重的话，建议及时就医确认一下排除其他原因。

3. 甲状腺术后容易感觉累，体力和精力变差是什么原因？

如果感觉累以及精力差等，建议尽量调整生活作息，进行适当的体育锻炼、确保饮食营养均衡和维持规律的生活习惯，保证足够的睡眠。

疲倦、累等症状不能说与甲状腺疾病有绝对的关系，可能是由多种因素导致。所以如果症状一直没有好转或者持续较长时间的话，建议及时就医确认，医生会根据个人的具体情况进行专业诊断并给出治疗意见。

4. 甲状腺术后有心慌、乏力、胸闷、气短的感觉，是怎么回事？可以怎么调节吗？

引起心慌、乏力、胸闷、气短等症状的原因有很多，有可能与术后优甲乐的剂量不适宜有关，也有可能与心脏疾病、呼吸系统疾病，心理和生理等各方面因素有关。

建议可以安排复查甲状腺功能，医生会根据个人的具体情况进行专业诊断并给出治疗意见。

5. 刚做了手术，为什么感觉头晕，偶尔还恶心？

排除其他因素（感冒、中暑、晕车等），可能是麻醉药物还没有完全代谢的原因，建议多喝白开水帮助代谢，慢慢就会缓解的。

6. 脖子上的伤口周围有些肿，皮肤有麻木感，可以用消肿药吗？

注意保持伤口的清洁和干燥，根据患者体质不同，3~4月可缓解。不要擅自用药，可在主管医生的指导下用药。

7. 手术后两个月了，慢慢运动感觉体力跟不上，是不是手术的问题？或者是缺钙？

（1）根据个人的体适能，选择适宜的运动项目、运动强度和运动时间，尽量以缓和的运动为主。

（2）循序渐进，逐渐加大运动量。在运动锻炼开始时，运动量要小，随着机体功能的改善，运动量可逐渐加大。达到应有的强度后，就可以维持在此水平上坚持锻炼。应防止突然加大和无限加大的运动量，以免发生副作用。要想恢复原来的体力活动，一般需要经过相当的一段时间。

（3）持之以恒，长期坚持。运动对肿瘤的康复具有一定效果，但亦并非一日之功，只有长期坚持才能收到预期的效果。

（4）手术以及治疗可能引发一些不良的心理反应，对此应该积极调整情绪、放松心态。

（5）是否缺钙需要专业的诊断，建议咨询主管医生。

8. 出院后什么时候可以上班？

一般术后一个月就可以上班，如果恢复过程中身体上出现的不适感影响从事的职业或生活质量，建议多休息一段时间。比如术后有些患者的声音可能会发生微小的改变，如声音变小或者音色改变，可以通过唱歌方法帮助声音恢复到以前的状态，但建议唱一些舒缓的歌曲。

9. 为什么觉得别人比自己恢复得快？

人都存在个体差异，所以病情不同，治疗方式不同，康复的效果也就不同，建议患者之间不要做互相比较。需要提醒的是遵医嘱定期复查，合理用药；培养科学生活方式，改掉不良嗜好；建立适度锻炼的信心、制订合理运动的计划方案并开展坚持不懈的行动，保持积极良好的心态。

10. 听说可以贴疤痕贴或者打美容针促进伤口愈合，让伤口看起来不那么明显，可以吗？

疤痕贴贴敷的使用用于因手术、车祸、割伤或烧伤而留在身体任何部位的已愈合疤痕（增生性疤痕和瘢痕疙瘩），可在疤痕和外界环境之间提供一层物理屏障，有助于疤痕整体情况的改善，使面积减小，颜色退浅，起到治疗作用，也可与其他疤痕治疗方法配合使用，增强治疗效果。有些美容针也有上述效果。但是具体效果因人而异，具体求助于正规医院的皮肤科或美容科。

11. 术后脖子僵硬，不敢动怎么办？

可以做肩颈功能锻炼：术后2～5d，左右侧颈运动，幅度＜60°；上下活动颈部，幅度＜30°，交替进行，一次5～10min，一天3次。进行上肢屈伸锻炼及上肢肌肉等长收缩锻炼，以促进血液及淋巴回流。一次5～10min，一天3次。

12. 术后5～10d，如何进行肩部及颈部的功能锻炼？

（1）包括前举、耸肩、后伸、内收、侧举、内旋及外转，上臂爬墙等肩部锻炼动作。

（2）拆线后颈部做前屈、后仰、左右旋转及左右侧弯等动作，即"米"字型的颈部锻炼。出院之后应坚持肩颈的功能锻炼。

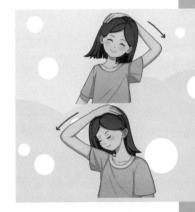

（3）术后在院的肩颈功能锻炼出院之后应该坚持，以减轻颈部的水肿症状，使肩关节以及颈部的功能得以恢复正常，特别是做了颈侧区淋巴结清扫的患者。

刚开始锻炼时，动作宜缓慢、轻柔，动作幅度不宜过大，应尽量保持放松，逐渐增加锻炼次数，循序渐进地加大运动的力量及幅度，以身体耐受为宜，特殊情况除外，比如有出血的患者，植皮患者以及其他特殊情况主管医生交代需要颈部制动者。

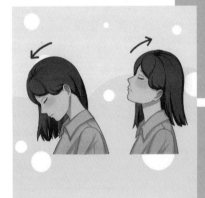

13. 回家后脖子、肩膀疼痛、无力感是怎么回事?

引发肩颈部疼痛的主要原因有:一是患者在接受手术时必须保持利于手术视野清晰的被动体位;二是手术后的患者或家属的过度保护,导致术后卧床时间过长,没有科学合理的运动与康复,心理恐惧等原因引发。

14. 如何改善颈肩部疼痛?

建议术后从第二天开始进行以下锻炼。

(1)双手尽力握拳、缓慢伸展。

(2)旋腕、屈肘运动:

取站位或坐位,两臂自然下垂,术侧上肢握拳,肘关节用力屈曲至120°,健侧上肢体侧伸展,术侧上肢、健侧上肢交替。

(3)肩关节前屈、外展运动:

取站位或坐位,两臂自然下垂,肩关节充分前屈、外展,双侧交替。

(4)左右侧颈运动:

取坐位,颈部处于中立位,右向左充分侧颈,左向右充分侧颈。坚持每天做3次,每次做15min。

15. 回家后可以做哪些运动?

回家后要坚持锻炼,锻炼原则是:先从一些低强度,简单可行、适宜易学的锻炼方式开始,比如散步、瑜伽、球类运动,广场舞以及太极拳、八段锦,基本上术后两个月就可以恢复到术前正常的运动习惯(如有氧运动)。

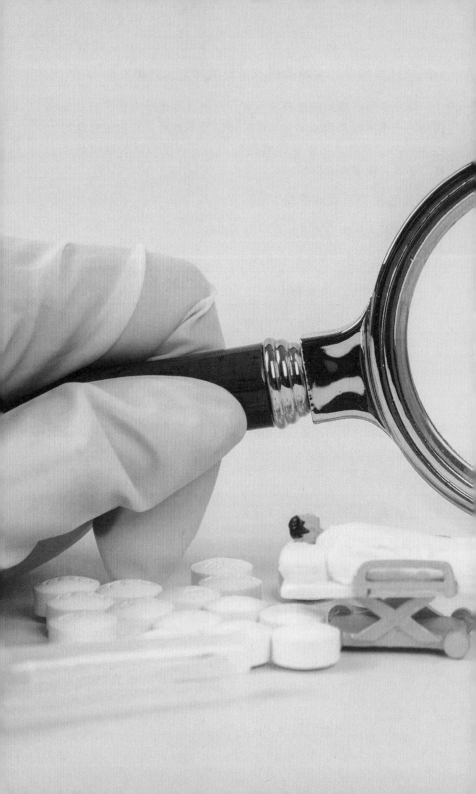

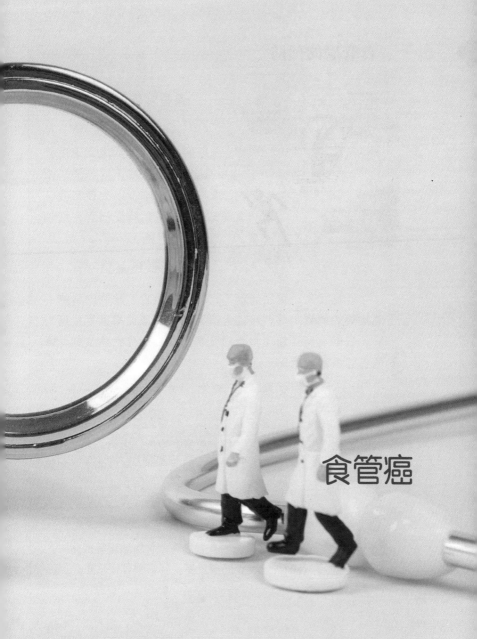

食管癌

一、食管癌的预防

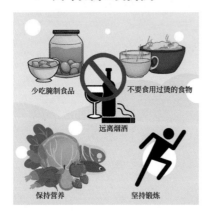

少吃腌制食品　　　　不要食用过烫的食物

远离烟酒

保持营养　　　　坚持锻炼

1. 保护食管

避免吃过冷、过烫、过硬的食物，降低进食速度，戒烟，少喝或不喝烈酒、浓茶、浓咖啡，以免使口腔、食管、胃黏膜受损害，增加患癌的风险。

2. 远离致癌食物

隔夜蔬菜、腐烂的水果、霉变的粮食、腌制的食物、油炸烧烤的食物等，可能含有亚硝胺、黄曲霉素等致癌物质。长期食用可能使食管癌变，所以应远离致癌食物，降低食管癌的发病率。

3. 补充蛋白质和维生素

研究发现，体内缺乏蛋白质时，食管黏膜容易增生恶变，所以平时要注意适量增加牛奶、鸡蛋、瘦肉、鱼肉等食物的摄取量，为身体补充优质蛋白质。还要适当补充新鲜的水果和蔬菜补充维生素，提高机体免疫力，降低癌症的发病率。

4. 积极治疗食管疾病

当患食管炎、食管白斑、食管息肉、食管憩室等疾病时，要尽早治疗，否则会使食管局部反复受到刺激导致恶变。

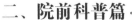

二、院前科普篇

1. 关于我们的食管，你了解多少？

"食道"，也称为食管，是一根从喉咙到胃的长而空心的管子，全长约25cm，上接咽部，下与胃的贲门相连，有助于将吞咽的食物从喉咙后部移动到胃部进行消化。食管的黏膜湿润而光滑，呈粉红色，下段食管黏膜略呈浅灰色，上面有7～10条纵行皱襞，凸向内腔，有助于液体下流。

2. 食管的构造是怎样的，有何作用呢？

食管是肌性管，管有内环、外纵两层肌肉。1/3的外层由骨骼肌组成，下1/3由平滑肌组成，中1/3由骨骼肌和平滑肌混合组成。其主要作用是向胃内推进食物。食管括约肌能阻止胃内容物逆流入食管，起到生理性括约肌的作用。

3. 食管的三个狭窄部位分别位于哪里？

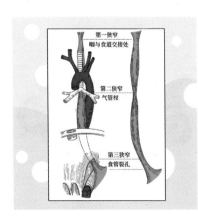

食管有3个正常生理性狭窄，由相邻结构压迫形成。

（1）第一狭窄：

食管第一狭窄位于咽部与食管交界处，即食管起始处，距中切牙约15cm。

73

（2）第二狭窄：

食管第二狭窄位于左支气管与食管交界处，距中切牙约25cm。它相当于胸骨角，或第四和第五胸椎之间的水平。它由穿过左侧的主动脉弓和穿过食管前部的左支气管形成。这个部位很容易滞留食管内的异物。

（3）第三狭窄：

食管第三狭窄是食管穿过膈肌的开口，距中切牙约40cm。

4. 食管是个娇嫩的器官，最怕你做哪些事？

（1）吃饭速度过快：

生活中有很多人吃饭狼吞虎咽，而有些食物比较粗糙，当食物得不到充分咀嚼，直接作用于食管黏膜，会使黏膜上皮损伤，使正常组织发生异型增生甚至变性，增加癌变的风险。

（2）吃太硬的食物：

不少人偏爱于有嚼劲的食物、吃太粗糙和太硬的食物都有可能损伤食管，增加食管受损风险。

（3）趁热吃：

在中国很多地方有趁热吃的习惯，若食物过烫，食管黏膜就会反复受到烫食刺激，从而造成黏膜慢性损伤，虽然食管黏膜有一定的自我修复能力，但是长期被反复损伤，会引发癌变。若不小心吃到滚烫的食物，应立即吐出，还需立即局部降温，如喝凉白开或常温饮料，但不能喝冰水。

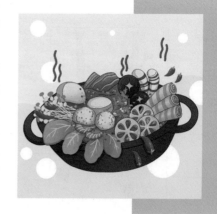

（4）吸烟酗酒：

无论是吸烟还是喝酒都会损害食管黏膜，使得食管黏膜出现慢性损伤，提高患食管癌的风险。

（5）吃得太咸：

经过研究表明，食管癌的发生也跟饮食中摄入太多亚硝胺息息相关。腌制食物中含有较多亚硝酸盐，而此物进入人体后会进一步变成亚硝胺，亚硝胺是世界公认的致癌物质之一，经常食用腌制食物可增加患食管癌的风险。

（6）催吐：

喝酒后催吐可伤害食管，食管的两端分别在胸腔和腹腔。呕吐时可突然升高腹腔内压力，升高胸腔压力，使得腹腔和胸腔间压差大，进而造成食管破损。

（7）胃酸：

食管下端括约肌连接着食管和胃部，通常吞咽食物时括约肌打开，利于食物进入胃部，然后括约肌收缩关闭，防止胃内容物逆流。若食管下端括约肌弹性变差或丧失，关闭功能就会减弱，使得胃酸侵入食管，造成食管黏膜炎症和糜烂以及溃疡，甚至导致食管黏膜纤维化。

（8）吃烧烤的食物：

几乎每个人都抵挡不住烧烤带来的诱惑，虽然很美味，但经常吃烧烤和辛辣刺激食物可能会损害食管，使得食管出现慢性损伤。

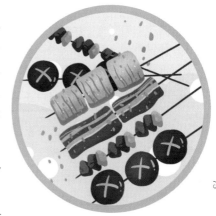

5. 有哪些表现时说明食管已受伤？

有明显的烧心感、胸背部疼

痛和嗳气，十有八九是胃食管反流；刚开始出现吞咽不适或胸骨后疼痛，然后发展成进行性吞咽困难，需及早去医院做检查，排查食管癌。值得提醒的是，食管癌早期症状跟慢性咽炎差不多，都会出现吞咽哽咽感，不过食管癌造成的进食困难会加重。

6. 平时饮食时如何保护我们的食管？

吃饭时放慢速度，做到细嚼慢咽，每口饭咀嚼20下以上，一顿饭用餐时间达到半小时左右。多吃新鲜的食物，远离熏制、腌制以及烧烤类、辛辣刺激性的食物等。不能趁热吃，煮熟的食物降到65℃后再吃；多吃新鲜蔬菜水果以及五谷杂粮，不吃发霉和变质的食物，若是吃到有苦味或异味的坚果应立即吐掉并用清水漱口。

7. 常见的食管疾病有哪些，该如何区别呢？

（1）胃食管反流病：

食管一个很重要的功能是输送食物，防止反流，一旦食管不能阻止反流就会出现我们所熟知的胃食管反流病，表现为反酸和烧心，也有出现胸痛、咳嗽、哮喘的。

（2）食管炎：

长期胃食管反流或者其他原因引起食管损伤就会出现食管炎、表现为胸痛、烧心等，此时胃镜往往能看到食管黏膜损伤，称为反流性食管炎。但不是所有的胃食管反流都会引起食管炎，有些人反酸、烧心严重，但胃镜看到食管黏膜很正常，这种情况称为非糜烂性反流病。

（3）巴雷特（Barrett）食管：

Barrett食管是胃食管反流病的重要并发症之一，它之所以重要是因为研究发现，80%的食管腺癌可能与Barrett食管相关，也称为"癌前病变"。但并不意味着Barrett食管就一定会变为食管癌，目前研究显示，中国Barrett食管癌变率约为0.61%。Barrett食管本身可防可治，且癌变率并不高，因此不必谈之色变。

（4）贲门失弛缓症：

前面提到胃食管反流是因为食管下端的"高压带"压力不够，食物和胃酸反流到了食管，引起食管损害。而贲门失弛缓则反之，是食管下端的"高压带"压力口过大或功能不正常，该开放的时候不开放，食物不能从食管顺利进入胃内，反而是存留在食管里。食管是个管道，空间有限，久而久之食管就变得越来越粗，里面的食物下不去就只能再呕吐出来，食物无法消化吸收，人也就越来越瘦，甚至营养不良。

（5）食管裂孔疝：

还有一种食管疾病称食管裂孔疝，即位于腹腔的胃通过膈食管裂孔进入了胸腔。正常情况下胃在腹腔，胸腔是心脏和肺的部位，胸腔和腹腔之间靠膈肌分开，食管通过膈肌脚和胃相连，如果食管发育不全或食管裂孔部位肌肉萎缩，当腹腔压力过大时，胃就可能从腹腔挤压进入胸腔。胃进入胸腔一方面有可能挤压心脏和肺，引起不适；另一方面膈肌脚本身也有防止胃食管反流的作用，一旦胃进入胸腔，抗反流屏障作用较少，食物更容易反流到食管，引起胃食管反流病。

（6）食管癌：

食管癌分为鳞状细胞癌和腺癌，其中鳞状细胞癌占70%。患食管癌的男性多于女性。食管癌是全球第六大癌症死亡原因。发病率因地理位置而异，在某些地区，食管癌的发病率较高可能归因于吸烟和饮酒或特定的饮食习惯。随着人们的生活水平提高与健康意识增强，与此同时内窥镜检查技术的不断发展，医生对食管癌的认识和警惕性大大提高，因此越来越多的食管癌患者被诊断出来，他们获得了早期根治性手术的机会，癌症的死亡率显著下降。

（7）其他：

还有一些食管感染性疾病和其他疾病，如食管静脉曲张、食管黏膜下肿物、食管憩室、食管结核、克罗恩病、白塞氏病等。

8. 食管的检查方法有哪些呢？

评估食管的方法主要有三种。①上消化道X光检查或吞钡检查，它使用口服的钡作为食道、胃和十二指肠的X光对比检查。②上消化道内窥镜检查，就是将装有摄像头的软管通过口腔进行食管、胃和十二指肠的可视化检查——如果需要，还可以进行活组织检查。③食管测压，即通过鼻孔插入压力敏感的导管并送入食管，以测量蠕动收缩和食管括约肌收缩的强度。

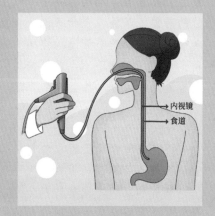

→ 内视镜
→ 食道

9. 什么是吞咽障碍？

吞咽障碍（吞咽困难）是一个症状，其主要表现为进食速度减慢、吞咽时可能会感到疼痛或烧灼感，或者食物可能会卡在喉咙或胸部。由于食管本身的结构改变或者功能出现问题从而使食物不能正常地由食管送到胃里，这就会出现吞咽障碍。会引起营养物质摄入不足，水、电解质及酸碱失衡，还会造成误吸，误吸易引起肺炎，甚至造成窒息。很多疾病可以引起吞咽障碍，可以归纳为两大类：①第一类是神经肌肉疾病，如脑卒中、脑外伤，这是最常见的病因。帕金森病、阿尔茨海默病、重症肌无力等也容易出现吞咽障碍。②吞咽通道相关的疾病，比如口腔、咽喉、食管等部位的疾病也会引起吞咽障碍。

10. 什么是食管癌?

食管癌是食管上皮来源的恶性肿瘤,其发病率占全部恶性肿瘤发病率的第6位,多发于中老年男性。世界卫生组织数据显示,2020年中国食管癌新发病例为32.4万例,死亡病例为30.1万例,分别占全球食管癌发病与死亡的53.70%和55.35%。食管癌好发于食管中段,病理类型以鳞癌为主。

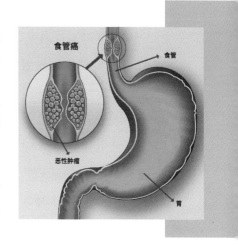

11. 食管癌的常见症状有哪些?

食管癌最常见的症状包括:进行性吞咽困难、消化不良或持续泛酸烧心、不明原因的体重减轻、喉咙或胸骨后面疼痛,还有可能声音会变得刺耳或嘶哑。

12. 哪些因素容易导致食管癌呢?

(1)鳞状细胞食管癌的危险因素包括:长期吸烟,酗酒,营养不良,喜食滚烫食物,感染了人乳头瘤病毒(HPV),以及贲门失弛缓症。

(2)食管腺癌的危险因素包括:胃食管反流病(GERD)、巴雷特食管、食管括约肌松弛剂使用史、超重等情况。

13. 食管癌的高危人群有哪些?

年龄>40岁,并符合下列任1项危险因素者:

(1)居住于中国食管癌高发区(中国食管癌最密集区域位于河北、河南、山西三省交界的太行山南侧)。

(2)上消化道症状:恶心呕吐、腹痛、反酸、进食不适等症状。

（3）有食管癌家族史。

（4）食管癌前疾病或癌前病变。

（5）有食管癌高危因素：吸烟、饮酒、超重、喜食烫食、头颈部或呼吸道鳞癌等。

（6）胃食管反流病（GERD）。

（7）人乳头瘤病毒（HPV）感染。

14. 什么是癌症的筛查？

癌症的筛查是在一个人出现症状和体征之前，通过有效的检查手段对特定癌症和癌前病变进行早期识别和诊断。越是早期发现的癌症，越有利于治疗，也意味着更好的预后。在出现症状之后，癌症往往可能已经发生转移。癌症是一个周围环境与个体本身综合作用导致的一种疾病。对特定高危人群进行重点筛查，更容易发现癌症，便于及早治疗。

15. 高危人群怎么办？食管癌的筛查方法？

（1）胃镜检查：

常规每两年一次，胃镜病理显示轻度不典型增生，胃镜每年一次，胃镜病理显示中度不典型增生，每六个月胃镜检查一次。

（2）CT检查

通过CT观察到食管及周围情况，进而进行判断。

16. 出现吞咽困难一定会是食管癌吗？

吞咽困难常见于消化道疾病，尤其是食管癌，但它不局限于食管癌，还见于以下疾病：

（1）嗜酸性粒细胞食管炎。

（2）食管良性肿瘤。

（3）食管良性狭窄。

（4）食管外压性病变。

17. 什么是食管息肉，它是肿瘤吗？

食管息肉是食管黏膜上皮细胞过度增生后形成的良性肿瘤，发病率较高，其产生可能与长期食管刺激和慢性炎症有关，多发于中老年人，男性比女性稍多。食管息肉进展缓慢，多数没有症状，但如果息肉较大或位置奇特，就会出现吞咽困难、胸骨以下疼痛，少数还会出现吐血、气短等症状，这些症状与食管癌类似，会引起不必要的恐慌。食管息肉的确诊需要依靠内镜和内镜下活检。由于息肉可能发生溃疡、出血和恶变，极少数息肉甚至可能堵塞咽喉部，导致急性喉梗阻和窒息，所以尽管食管息肉并不属于癌的范畴，但一经确诊，也应立即切除治疗。

18. 食道炎怎么治疗？

（1）质子泵抑制剂（PPI）：

PPI这种药物可以抑制胃酸的形成，见效较快，作用也持久，是治疗该病反流性食管炎的首选药物。这类药物常见的有奥美拉唑、雷贝拉唑、兰索拉唑等。

（2）促动力药：

促动力药可以增加食管下段LES的压力，刺激食管的蠕动，增强食管收缩的幅度，使得胃部排空，减少胃内容物发生食管反流跟其在食管中暴露的时间。这类药物常见的有潘丽酮、伊托必利等。不过该类药物不能单独使用，需跟PPI等药物联合使用。另外，黏膜保护剂类的药物也可以治疗该病，这类药物能快速地中和胃酸，缓解患者的症状，但是作用的时间较短，如碳酸镁等。

（3）手术：

对于部分药物治疗有效，但不愿长期用药的患者，可以通过手术来进行治疗。一般治疗该病的手术有食管扩张跟切除两种。其中前者主要针对于合并有食管狭窄、吞咽困难的患者。

19. 食管癌患者的唾液会传染吗？

食管癌患者的唾液不具有传染性，癌细胞不会像细菌或病毒一样容易的生活在唾液中，它需要较高的生存环境，不是传染病，不会通过其他方式进行传播，当然也不会通过唾液进行传播，不需要过于担心，和患者共用碗筷等行为均是安全的，不需要进行饮食隔离。食管癌发病主要和个人体质、饮食习惯以及地域性的因素、微量元素缺乏有关系，对于食管癌高发区域的还应当定期进行食管癌筛查。

20. 食管癌患者不能吃什么？

（1）粗糙坚硬的食物：

如锅巴、芹菜，因患者的食管有病变，病变部位的血供比较丰富，如果摄入坚硬、粗糙的食物可能会导致病变处出血，而且还会引起疼痛。部分患者进食粗糙、坚硬的食物会出现食管狭窄，且太坚硬、太大的食物会无法通过食管而引起梗阻。

（2）油炸类食物：

如油条、油饼、薯片，以及烤肉等油腻食物，因为这类食物脂肪含量较高，而且有的油炸食物也比较坚硬，难以吞咽，还容易划伤食管。

（3）方便类食物：

如方便面等，该类食品多为高脂、高盐，且没有充分的维生素、蛋白质等营养物质的。对于食管癌患者而言，要通过食物补充蛋白质、脂肪、维生素、矿物质等营养物质增强自身体质，吃方便食品可能对身体健康不利。

（4）辛辣刺激性食物：

如辣椒、胡椒等调料，此时若过度刺激食管可能会使食管病变部位疼痛或者出血等，导致病情加重。

（5）腌制类食物：

如熏肉、腊肉，这类食物大多数含有亚硝胺，亚硝胺是一种致癌物，可能引发食管癌或胃癌。

（6）过烫、过热的食物：

过热、过烫的会刺激食管，也可能会加重食管病变，甚至引发出血。

食管癌的患者平时饮食应该清淡、软烂、容易吞咽，比如粥类、鸡蛋羹、软面条等。如果合并食管狭窄，有吞咽困难的患者，就需要进食流食或者半流食，如粥、面汤等，具体饮食情况应该前往医院咨询专业医生。

21. 食管癌更多见于男性吗？

男性患食管癌的可能性是女性的3倍。每年食管腺癌的新病例较多，鳞状细胞癌的新病例较少。尽管鳞状细胞癌的发病率总体上正在下降，但黑人男性的发病率仍然比白人男性高得多。患食管癌的几率随着年龄的增长而增加。

三、入院检查篇

1. 食管癌检查包括哪些？

常规检查项目包括实验室检查：血常规、肝功能、肾功能、血糖、电解质以及肿瘤标记物；肺功能，心电图，心功能等检查；内镜及活检、颈/胸/腹/盆腔增强CT、颈部超声；超声内镜（EUS）。

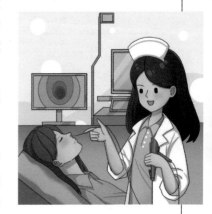

当肿瘤临近气管、支气管，需要判断是否受侵时，需要做超声支气管镜检查；怀疑颈部淋巴结转移时，需要做超声引导下淋巴结穿刺活检；临床CT检查怀疑肝转移时，需要做腹部MRI检查或PET／CT检查。

2.食管癌影像学检查包括哪些？

食管造影检查：食管、胃钡餐造影 X 线透视或摄片是诊断食管癌和胃食管交界部肿瘤最常用的方法，可确定病灶的部位和长度。

CT检查：颈、胸、腹部增强CT是食管癌术前的常规检查。

超声检查：用于发现腹部重要器官及腹腔淋巴结有无转移。

MRI检查：为放射治疗定位提供信息，可用于明确肿瘤和气管隆突、左肺动脉及降主动脉的关系。

PET-CT：判断肿瘤远处转移、外侵范围及程度、评估放化疗的效果。

3. 如何诊断食管癌？

目前诊断食管癌的方法很多，最早先的时候主要以吞钡摄片为主，来判断食管腔有没有狭窄。通过吞钡摄片的方法实际上是发现不了早期的食管癌的，最准确的，也可更早诊断的就是食管镜检查，食管镜检查可以看到食管腔里面有没有新生物，或者食管的黏膜有没有溃疡、病变。对更早期的食管癌可以通过食管黏膜的染色进行诊断。除以上检查之外，还可行CT检查，判断癌组织是不是有外侵，以及癌组织和周围的血管、气管等部位的关系，有没有淋巴结转移等。所以现在主要的食管癌诊断方法：一个是食管造影，一个是食管镜，还有就是CT检查。至于血液检查诊断食管癌，实际上现在还没有一个有效的通过验血来诊断食管癌的方法。所以如果怀疑自己食管有问题，最好先进行食管镜检查。

四、院中治疗篇

1. 得了食管癌怎么治疗？

首先要接受全面规范的检查，判断食管癌的分期，对于早期的食管癌可以进行内镜下黏膜的剥离，也就是常说的ESD手术进行治愈；对于进展期的可切除食管癌，如果病变较小且没有淋巴结转移，可以直接进行手术，根据术后的病理决定要不要进一步进行辅助治疗；如果已经有比较明确的淋巴结转移，或者肿瘤肿块比较大，可以先做术前的新辅助治疗如新辅助化疗或新辅助放化疗联合免疫治疗等，肿瘤退缩、淋巴结退缩后再进行根治术。如果患者发现已经是晚期合并了其他脏器转移，如肝、肺转移等，此时需要进行以药物为主的全身治疗。

2. 食管癌手术前、中、后的营养管理？

手术前医护人员会对患者进行营养评估，根据评分结果进行调整，在手术过程中常规放置十二指肠营养管，有利于术后营养注入，术后第一天主要通过静脉输液补充能量，第二天开始正常进行食管营养，根据全量全额的计量方案进行。

3. 食管癌患者如何注意饮食？

食管癌患面临的主要困难就是吞咽困难，吞咽困难的表现会随着病情的发展逐渐加重，到后期食管可能全部被肿瘤堵塞，造成进食量减少，进而出现营养不良、水电解质紊乱等不良后果，当患者出现吞咽困难时应当及时调整饮食，转为流质饮食，可以尝试一下的方法：使用流食或半流食，稠流食比清流食更易吞咽，如米糊、酸奶、肉泥、菜泥等，每天6～8次流食，少量多餐；如果不能摄入足够的营养，可以补充特殊医学配方药物及乳清蛋白粉，固体食物可以使用搅拌机或破壁机将食物变成糊状后再食用。

4. 早期食管癌内镜下能彻底切除吗？

内镜治疗虽然具有创伤小、并发症少、费用低、恢复快等优点，但与外科手术相比，其切除的病灶比较小，且不能进行周围淋巴结清扫，很多人担心内镜切除不干净，容易留下隐患。首先，近年来随着内镜技术水平的发展以及内镜医师诊疗水平的提高，只要病变符合早期食管癌的内镜下切除标准，就可以通过内镜切除达到根治目的，5年生存率可以达到95%，这也意味着95%的患者可以通过内镜可以完全根治性切除病变。其次，个别未能完全切除病灶的患者，术后可以追加治疗，包括再次内镜治疗、外科手术或放化疗等。内镜术后都会对切除的肿瘤组织进行病理检查，进一步精准划分病理分期，包括肿瘤切除边缘是否有残留、有无血管和淋巴管、黏膜下浸润以及肿瘤分化程度等，可以帮助判断预后及下一步治疗。

5. 食管癌病人放化疗期间可能出现哪些副反应？

可能出现贫血、食欲不振、出血和瘀伤（血小板减少症）、便秘、谵妄、腹泻、水肿（肿胀）、疲劳、流感样症状、脱发（掉发）、感染和中性粒细胞减少、淋巴水肿、记忆力或注意力问题、口腔和喉咙问题、恶心和呕吐、神经问题（周围神经病变）、器官相关炎症和免疫治疗、疼痛、皮肤和指甲变化、睡眠问题、泌尿和膀胱问题。

6. 得了食管癌第一时间要做手术吗？

对于大多数患者来说得了食管癌后可以根据病情先进行前期治疗（新辅助治疗），再考虑手术治疗，多数的新辅助治疗可以让肿瘤缩小甚至消失，做完新辅助治疗再进行手术可以达到更好的治疗效果，延长生存期。

7. 食管黏膜异型增生一定会变成食管癌吗？

目前普遍认为食管癌是多因素相互作用的复杂过程，在环境、遗传等多种因素的影响下造成异型增生（旧称不典型增生）。异型增生需经历正常黏膜–异型增生–食管癌三个阶段，异型增生根据严重程度又可进一步分为轻度、中度和重度异型增生。临床研究证实食管黏膜轻度、中度、重度异型增生者食管癌发病风险均明显增加，高度异型增生有时也被医生称为原位癌。轻或中度异型增生虽然被称为癌前病变，但并不一定都会癌变，有一半可能恢复为正常黏膜，应听从医生的建议进行规律的复查随访，轻度异型增生建议每1～3年进行胃镜检查，中度异型增生每年胃镜检查，对重度异型增生采取的措施与早期食管癌相同，即经医生评估符合条件者在内镜下切除病灶，病灶切除后根据医生的建议定期复查，防止复发。

8. 食管癌术后声音嘶哑的原因是什么？

（1）手术损伤：

如果在手术操作过程中对喉返神经造成损伤，可能会导致术后出现声音嘶哑的症状。症状轻微时，可以通过休息、饮水等方式缓解，单侧喉返神经麻痹，术后3～6个月内可慢慢恢复正常的发声。医生会给患者介绍一些声带锻炼的方法，对患者有一定的帮助。我们要摆脱声音嘶哑的问题，需要做的事情回家后多看报纸，并大声朗读，自己努力地去发声。

（2）术后感染：

手术后出现局部感染。

9. 食管癌放疗期间的饮食注意事项？

患者在治疗的过程中首先要做到营养均衡，保证每天机体的摄入量。建议清淡饮食，补充优质蛋白，如肉类、蛋类，还有新鲜水果蔬菜等膳食纤维，但是要特别注意的是不能吃太多的水果，因为水果中含有果酸，而且多数水果质地不是很细腻，还有些可能比较粗糙，会对食管造成刺激，引起吞咽不适，可以将肉类和水果做成相对比较软的半流食，避免辛辣刺激的饮食，吃饭过程中要做到细嚼慢咽，不能进食油腻的、生冷寒凉的食物。在整个治疗过程中，除了医务人员的帮助，患者家属的护理也十分重要，同时作为病人也要自觉配合治疗。

10. 食管癌术后吻合口瘘怎么办？

食管癌术后吻合口瘘是一个比较复杂的并发症，发生率比较低，一周左右可能会出现，一旦发生，可以通过保守的引流治疗来解决吻合口瘘的问题，一般用进行外科手术，可以通过鼻饲管进行肠内营养的补充。

11. 为什么要放置空肠营养管？

食管癌术后患者常伴有体重减轻、贫血、营养不良等症状，因此在住院期间使用空肠营养管可以快速为患者补充身体所需能量，促进身体恢复。如果体重丢失10％以上，那么肿瘤复发率会非常高。在院外，使用空肠营养管可以进行有效的营养补充。

12. 怎么知道食管癌新辅助治疗是不是有效？有效还用手术吗？

可以通过内镜和影像学检查判断肿瘤的缩小程度，如CT和胃镜，如果CT检查结果显示肿瘤消失，就可以直接进行手术，如果肿瘤有所减小，便可以继续进行1～2个周期的新辅助治疗再决定是否手术。

13. 食管癌放化疗的护理要点？

食管癌患者联合放化疗期间医护人员会密切观察放化疗后的反应，对于严重不良反应如呕吐、腹泻等症状的，医生会为给予静脉输液等进行水电解质的补充，同时会让患者定期复查血常规。患者要注意做好以下几点：①遵医嘱坚持治疗。②养成良好的饮食习惯，少食多餐，睡前2h勿进食。③进行适当的活动锻炼，运动幅度以不感到劳累为宜。④按时定期复查，出现身体不适时及时就医。

五、康复篇

1.早期食管癌内镜治疗后如何复查及随访？

早期食管癌与其他恶性肿瘤一样，即使接受了内镜治疗，也有复发或转移可能，因此，患者在治疗后一定要按时定期随访和复查。在内镜切除术后第3、6、12个月各复查一次胃镜，第6、12个月同时复查胸部CT，若没有出现复发及转移，此后每年复查一次胃镜及胸部CT。医生会根据患者情况进行肿瘤标志物、肝脏影像学或PET-CT等检查。

2.食管癌术后的家庭饮食如何安排？

食管癌手术往往要重建消化道，由于消化道系统的改变，其饮食也与常人稍有不同。①吃什么：必须戒烟酒，少吃辛辣和油腻、不易消化的食物，如糯米制作的粽子、粘豆包，这类食物不易消化，会刺激胃酸分泌，引起胃胀、泛酸。其次，要做到均衡饮食，保证食物种类多样，多食新鲜水果蔬菜，富含优质蛋白的食物，每天吃馒头锻炼吻合口，预防吻合口狭窄，促进功能恢复。②怎么吃：少吃多餐，刚开始每天可以吃7～8顿饭，逐渐过渡到4顿，细嚼慢咽，多次咀嚼食物可以减少胃的负担，适当延长进餐的时间，养成良好的饮食习惯，餐后多活动，可以促进食物的消化，减少胃酸反流，如果体重没有减低或者略有增加说明患者的饮食状况良好。

3. 食管癌的随访时间？

一般来说，食管癌术后需要进行长期随访，如果患者术后不需要进行术后的辅助放化疗，建议在第一年的时候每3~4个月来复查1次，而复查的内容主要有完整的病史和体格检查，同时根据患者相关的临床变现，考虑包括胸部CT或者食管镜等一些相关检查。若没有复发，2年以后可以考虑每半年复查1次。而有些患者术后可能需要进行辅助的化疗、放疗，因此要根据患者化疗、放疗的情况来安排随访的时间。因为在化疗、放疗期间，一般来说可能也需要进行化疗2个周期或者3个周期来复查，评估患者的病情。而放疗结束以后，一般考虑在放疗结束1个月左右的时候来复查，评估患者病情，此后可以安排每3~4个月来复查，坚持1~2年的时间。

4. 食管癌的预后怎么样？

据调查，早期食管癌如果能经过彻底切除治疗后，5年生存率可以达到95%，若是到了中晚期肿瘤细胞出现扩散转移，通过保守的方法进行控制，生存期一般在3~5年。

5. 经常吃火锅会得食管癌吗？

经常吃火锅并不会直接导致食管癌，如果经常食用烫食，那就会存在隐患，世界卫生组织癌症研究中心早就确定65℃或65℃以上的热饮会增加食管癌的风险，经常食用烫食的人群患食管癌的风险会增加2倍，这就是为什么会有很多人吃了火锅后会口腔溃疡、食管溃疡，当然这只是和温度有关，而不是吃什么，所以不能直接把刚从火锅里捞出来的食物吹两下就下肚，要是放进嘴里还是有点烫就说明温度还是高于65℃，要再晾会才可以吃。

6. 家里有人因为食管癌去世，自己也会得食管癌吗？

食管癌虽然不是直接遗传的一种疾病（后代不一定会患食管癌），但是食管癌又具有显著的家族聚集现象，在中国的食管癌高发地区，食管癌的家族聚集性已经被多次报道，这意味着如果家里有人患食管癌，其子女亲属等患者食管癌的概率较其他人高，经过调查发现25%~50%的食管癌患者家庭中还有其他的食管癌病例，其中父系比例最高，母系次之，旁系最低，但这仅表明有家族史的人患食管癌风险增高，并不是说明上辈人患食管癌，下辈人就一定会遗传食管癌。食管癌的发病与多种因素有关，例如化学因素、物理刺激因素、营养因素以及遗传因素等，如果一个人的父母患有食管癌，一方面有遗传因素，另一方面因为长时间生活在一起，接触到的物质环境以及饮食习惯都相似，那么他患食管癌的概率会比其他人高一些，但食管癌的这种家族聚集现象究竟是遗传因素导致的还是环境和饮食习惯导致的，目前尚未有定论。所以，在了解遗传因素这个危险因素后有食管癌家族史的年龄40岁以上的人群应该定期体检，注意生活饮食习惯，忌过热、过硬以及腌制食物，同时戒烟限酒。

7. 食管癌晚期还能活多久？

如果食管癌中晚期在不经过任何治疗的情况下，或者说治疗效果不佳，也有90％的患者存活期在1年左右，治疗效果好的话会因人而异，延长相应的生存期提高生活质量。

8. 长期反酸会导致食管癌吗？

胃酸pH正常值相当于盐酸的酸度在1～2之间，长期的胃食管反流会使胃酸持续刺激食管下段黏膜，易导致炎症的发生，还有可能转变成巴雷特食管，也就是食管癌的癌前病变。胃酸造成的损伤可能会导致食管下层组织发生改变，而这些改变与食管癌风险增加有关。

9. 为什么中国食管癌高发？

据流行病学调查，目前认为主要有以下几方面原因：①不同种族人群食管癌易感性有较大差异，食管癌在中国人、日本人、印度尼西亚人等黄色人种中发病率较高，而北美、欧洲、澳洲等地的高加索人则发病率较低，此外，食管癌还有比较明显的遗传倾向和家族聚集现象。②过热过烫饮食：中国很多食管癌高发地区如河南、福建沿海地区都有喝热茶的习惯。③吸烟饮酒：吸烟饮酒可以导致多种癌症的风险增加，食管癌也不例外，烟酒长期刺激食管黏膜可致食管黏膜上皮异型增生和癌变。④长期食用致癌食物：腌制食品如咸菜、咸鱼、腌肉、虾酱等，这些食物中亚硝酸盐含量较新鲜食材更高。亚硝酸盐在体内的代谢产物亚硝胺是一种强致癌物质，经研究人员检测在中国食管癌高发地区的粮食和饮水中亚硝胺类物质的含量显著增高。

10. 如何预防胃食管反流？

胃食管反流症在预防上需要注意饮食的规律，首先要管住嘴，定点进餐，睡前2h禁食、控制体重，禁烟禁酒，保持健康的生活方式。同时在医生的指导下进行药物的治疗，避免使用诱发胃食管反流的药物。胃炎合并幽门螺旋杆菌的患者需进行杀菌治疗，对食管反流疾病治疗都有帮助。

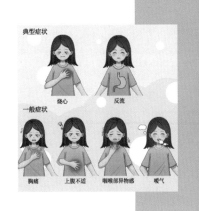

11. 食管癌恢复的秘诀是什么？

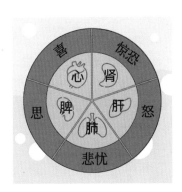

有位国外的患者分享了他的治疗经历后写下了这样一段话：我相信康复的关键是积极的态度和恢复生活的决心，以及来自伴侣\照顾者、家人和朋友的支持也是至关重要。你有机会在未来过上多年的积极生活，享受每一分钟。所以，良好的、积极的心态是至关重要的。

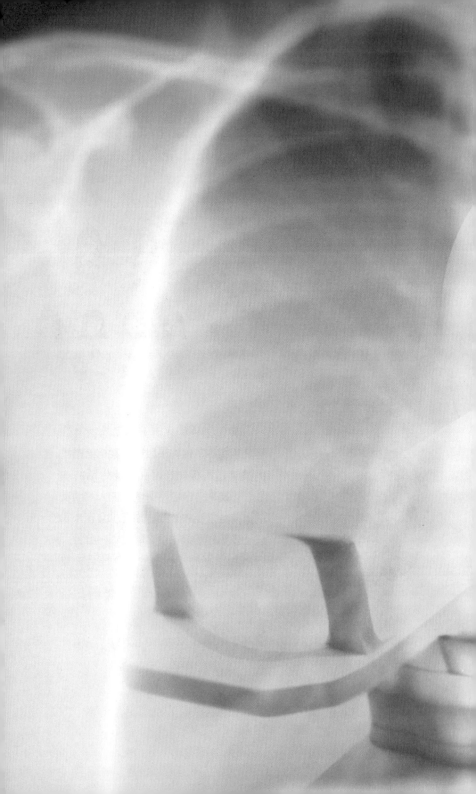

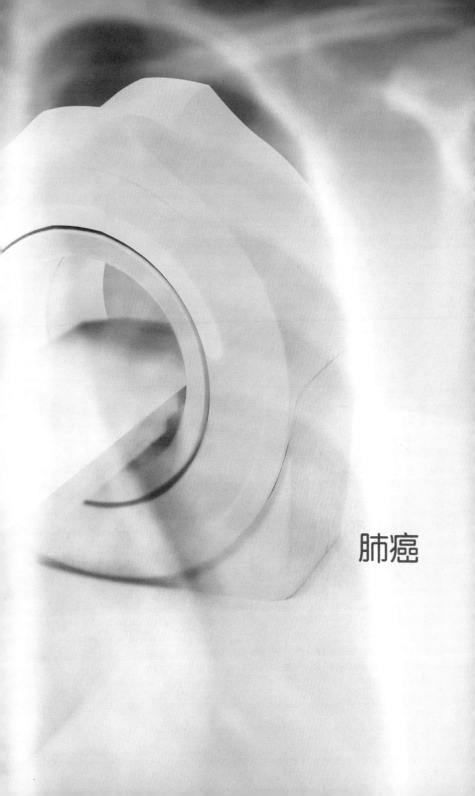

肺癌

一、肺癌的预防

肺癌预防包括一级预防、二级预防、三级预防等。一级预防又称为危险因素预防，一般预防措施主要是在疾病未发生时，减少危险因素的接触；二级预防包括早发现、早诊断和早治疗；三级预防是疾病的临床期，为减轻病人的病情而采取的措施。

1．一级预防

主要是健康人群，进行生活饮食运动方面的调理，来预防肺癌的发生，其中包括：

（1）戒烟：

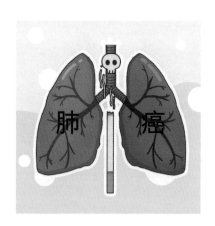

众所周知吸烟是导致肺癌的主要病因，因此控制吸烟是一级预防的首要措施，香烟中含有大量焦油、尼古丁等物质，都是明确的致癌物。除了一手烟以外，二手烟对于人体危害更大，因此除了戒烟以外，也要主动避免去往二手烟密集的场所，减少香烟对身体的危害。

（2）做好职业防护：

肺癌是职业癌的一种，将近有10%的原发性肺癌都有环境和职业接触史。如在工作中需要接触电离辐射、铝制品的副产品、石棉等物质，应严格按照规定做好职业防护。

（3）减少室内污染及大气污染：

常见的是室内装修的污染，比如甲醛和氡气；远离油烟，使用油烟机并注意厨房通风。家中可备空气净化器、出门可戴防雾霾口罩。

（4）饮食调节：

饮食结构应多样化，不偏食、多吃维生素含量丰富的食物，不暴饮暴食、不吃烧焦食物、少吃煎炸食品、不吃霉变的食物，合理饮食。

（5）心理调节：

很多疾病都和心理因素有关，由于现在生活节奏快、压力大，所以预防肺癌要重视心理调节。

（6）适量运动：

运动能在一定程度预防癌症。研究发现，长期坚持运动的人，比不运动的人患癌率减少90%，主要的机理是通过增加淋巴细胞、提高机体代谢、排出致癌物质、消耗脂肪等预防癌症。

2. 二级预防

主要是针对高危人群的预防：

（1）高危人群的预防仅仅是降低了患癌的风险，并不能完全排除患癌的可能，因此建议要定期进行肺部防癌筛查，尤其进行低剂量螺旋CT筛查，可以及早发现肺癌，提高治愈率。日常生活中养成良好的饮食习惯，以提高机体的免疫力。

（2）积极治疗原发病，部分慢性肺部疾病也可能会反复破坏支气管上皮细胞，导致细胞长期炎性浸润，增加癌变的可能。比如肺结核、支气管扩张症等症状，在慢性感染的过程中，可能会化生为鳞状上皮并造成癌变。所以，在确诊肺部疾病后，应尽早治疗。

3. 三级预防

主要是进行康复性治疗，肺癌患者应遵医嘱进行积极有效的治疗，定期进行随访及复查。

二、院前科普篇

1. 肺解剖结构

通常，我们把右肺划分为10个肺段，包括上部、中部和下部。左肺则划分为9个节，上部的尖端与下部的尖端相连。舌节的上下部分对应于右肺的中部和内部，其他部分与右肺相同。通常，左肺的内底部和前部被统称为支气管肺节，因此，左肺可以被划分为8段。

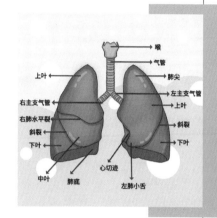

2. 肺的生理功能

（1）过滤空气中的有害物质：

肺的体表有一些黏液，黏液中含有比较丰富的免疫球蛋白和部分免疫细胞，能够将机体内呼入的空气进行过滤，抑制病原体进入气道。对于抵抗力较差的患者，在日常吸入过多灰尘或者病原体后，通常会导致肺部出现感染，出现咳嗽、咳痰等不良症状。

（2）进行气体交换：

肺在呼吸功能中可以将空气中的氧气输送到机体内，呼吸的氧气会在血液循环过程中输送到身体的各个系统，提高身体的含氧量，之后在肾的作用下将二氧化碳通过气体的形式排出，起到气体交换的作用。

3. 什么是肺癌？

肺癌是一种原发性疾病，它的发病原因是支气管的细胞，这些细胞来自支气管的黏膜或腺体。肺癌的发现往往伴随着局部的淋巴结转移，以及刺激性的干咳、痰液中的血丝。肺癌的发展程度取决于细菌的形态学特点。一般来说，肺癌可以被划分为非小细胞肺癌和小细胞肺癌。

4. 肺癌的病因

肺癌是一种复杂的疾病，其形成受到多种身心因素的共同影响。目前的研究表明，可能导致这种疾病的危害有：

（1）吸烟：

研究表明，吸烟对于患上肺癌的风险极高，其所释放的超过7000种化学成分，其中包括两类具有潜在的致癌性物质。在美国，肺癌近九成与吸烟有关，中国甚至更严重。与不吸烟的人相比，烟民患肺癌的几率要高出15~30倍。

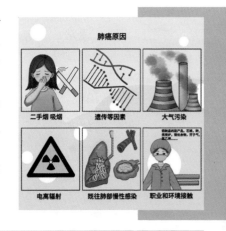

（2）被动吸烟：

肺癌确切的危险因素还包括生活或工作环境中吸入二手烟。

（3）氡：

是一种有害的化学元素，它可以通过辐照、热量、光照、温度等方式被释放到大气层，尤其容易被吸收到呼吸系统，从而导致肺部疾病。大多数人都会通过建筑工程、建筑设备、污染源等方式，从室内释放到大气层，以减少氡的污染。

（4）环境中的有害物质：

当患者暴露于石棉、砷、甲醛、苯、氡、氡虫、氡粉尘和其他有毒化学成分时，受到这些毒素的影响，从而增加患上肺癌的风险。

（5）家族史：

如果一个家庭中有人患有肺癌，那么这个人就更容易患上这种疾病。

（6）有基础肺病：

患有慢性阻塞性肺病等基础疾病的患者，其患肺癌的风险会显著增加，这是一个不容忽视的现实。

（7）进行过放疗的儿童肿瘤患者：

对于曾经接受过放疗的儿童肿瘤患者来说，胸部放疗可能会导致他们更容易患上肺癌。

5. 肺癌病理和分类

（1）解剖学部位分类：

①中央型：起源于主要的呼吸道，并且与肺门毗邻，可能是由肺叶和肺部的支气管引起的。

②周围型：起源于肺部的支气管，并且在肺的周围地区发展出来的特征。

（2）组织病理学分类：

①非小细胞癌：鳞癌是非小细胞癌中的一种，它是女性更常见的，而腺癌和大细胞癌则是更为罕见的癌症类型。

②小细胞癌：小细胞癌被认为是肺癌的一种极具危险的类型，其危害极大。

6. 肺癌的临床表现

（1）由原发肿瘤引起的症状和体征：

①咳嗽及少量泡沫痰：通常这种症状是剧烈的咳嗽，伴随着短暂的干燥声音，以及少量的白色泡沫状的痰。

②咯血：一般来说，咯血是一种常见的症状，可能是痰液中带有血丝、少量的出血，尤其是中央型肺癌。

③喘鸣：约有2%的患者可引起局限性喘鸣。当肿瘤堵塞气道时，就会出现呼吸困难的喘息声。

④胸闷、气短：常表现为胸闷、气急。

⑤体重减轻：如果在半年到一年内，体重减轻了5%以上，就应该考虑可能与患有癌症有关。

⑥发热：病人出现高烧是由于肿瘤导致的，多数是由于肿瘤导致的并发症，而且常常无法用常规的药物控制。

⑦反复出现肺部感染：肺部感染常常会导致发热、咳嗽和黄色痰液。

⑧肩膀或手臂疼痛：肩膀和手臂的疼痛可能是肺上沟瘤的一个显著特征。

⑨疲乏、无力：是一种普遍存在的情绪，很难通过适当的休息来缓解。

⑩声音嘶哑：当喉返神经受到肿瘤、淋巴结的压迫时，会导致声带的麻痹，从而引发严重的声音嘶哑症状。

（2）肿瘤局部扩展引起的症状和体征：

①胸痛：肿瘤局部扩展引起胸痛。

②呼吸困难。

③吞咽困难。

④声音嘶哑。

⑤上腔静脉压迫综合征：压迫综合征是一种严重的疾病，它会导致患者出现头晕、恶心、呕吐、腹胀、静脉压迫等症状。

⑥Horner综合征：患者出现肺上沟癌、颈部交感神经系统受到损伤、双眼睑下垂、瞳孔收紧、双眼眶凹陷、双侧头皮和胸膜均未出现任何出汗症状。

⑦面部、颈部和手臂肿胀：上腔静脉综合征（svc综合征）的一种常见症状包括面部、颈部和手臂的肿胀，以及颈部和胸部静脉的扩张，它是肺癌的一种严重的并发症。

⑧血栓症状：当血液凝块形成时，可能导致腿部剧烈的酸痛和肿胀，而当它们聚集到肺部时，可能导致严重的呼吸道梗阻。

⑨副肿瘤综合征：副肿瘤综合征可能会导致手指肿胀、四肢关节疼痛、肌肉萎缩、高钙血症以及类似癌症的症状。

（3）肺外转移引起的症状和体征：

①神经系统转移：可能导致头痛、眩晕、失明和偏瘫等症状。

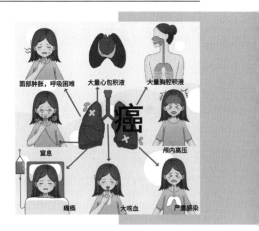

②骨骼转移。

③肝转移。

④淋巴结转移：锁骨上淋巴结是肺癌最容易发生转移的部位，其中淋巴结转移最为普遍。

三、入院检查篇

1. 胸部X线检查：

自1895年伦琴首次提出胸部X线检查以来，它已经被认可为一种重要的诊断方法，一百多年来，它一直被普遍运用于临床，特别是在呼吸和骨科，为临床提供了重要的帮助。X线检查可以提供准确的病情信息，从而为临床提供重要的参考。肺癌的早期可能难以通过X线拍摄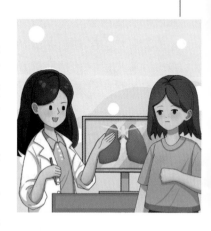得到，尤其是对于那些由支气管黏膜上皮组成的中央型肺癌。然而，对于那些由外围组织形成的癌细胞，如分叶征和毛刺征，早期的癌细胞往往难以被准确地识别出来，这就需要通过多种检测手段，如超声波、内镜、病理学指标、细胞学指标和免疫组织学指标，才能准确地识别出肺癌。20世纪90年代，日本的一项针对高危人群的胸部X线检测试验取得了令人瞩目的成功，它不仅有效地减少了癌症的病死率，而且也得到了世界各地的认可，从而成为一种有效的健康检测工具。

2. 胸部CT检查：

20世纪70年代，随着CT扫描的普及，逐渐被广泛使用。通过快速、持久的扫描，比X光片更准确地判断肺部疾病，尤其是肺炎性疾病。随着20世纪90年代的到来，螺旋CT的使用，它的准确性和可靠性得到大大的改善，

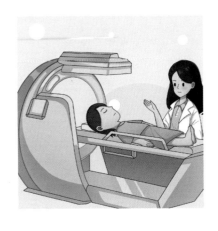

可以准确地诊断和治疗各种疾病。

3. PET/CT检查

　　PET/CT科技可以通过结合两种不同的方法，如正电子辐射断层显像和X光线计算机层面成像，来实时获取肺结节的信息，从而更准确地识别孤立的肺结节。目前，CT科技仍然被广泛应用于孤立的肺结节的早期发现，它可以更准确地识别结节的形状，并且可以更好地预防和治疗这种疾病。通过结合PET/CT科技与CT科技的优势，可以更加精细地检测肺结节，其检测结果的精度、特异度以及准确度均达到96％、88％、93％的水平，从而使得结节的检测更加精准、可靠。

4. MRI检查

　　磁共振成像（MRI）具备出色的视觉效果，它不仅能够清晰地成像，而且还具备良好的灵活性，不会产生任何的电磁波，这使得MRI检查在临床上得到了越来越多的重视，尤其在肺结节的诊断方面，它的优势更加明显。

5. 支气管镜检查

　　通过使用先进的光导纤维支气管镜，医生们能够更准确地确定中央型肺癌的病情。这种手段包括使用钳子、毛笔和其他工具进行活检，有助于更好地识别和诊断中央型肺癌。

6. 肺癌实验室检查

　　（1）肺癌肿瘤标志物：

　　肿瘤标志物是一类重要的生物标志物，能够在肿瘤的早期阶段发挥作用。通常存在于肿瘤组织和体液中，并且能够帮助医生更早地发现肿瘤。欧洲肿瘤标记物专家组建议将CEA、CYFRA21-1和NSE三种标记物结合起来，以便更好地帮助医生诊断肺癌。

①癌胚抗原（CEA）

CEA认定为第一个被广泛使用作为肿瘤标志物的抗原，它最初发现存在于婴幼儿的消化系统和其他器官中，但随着婴幼儿的成长，CEA的浓度开始下降，并且在婴幼儿期间很难被检测。对多数恶性肿瘤的抗原表达量有着明显的提升作用，而且，CEA还能够随着氧气的流动而被转移至病变部位，从而对肺癌的治疗产生重大影响。

②细胞角蛋白19片段（CYFRA21-1）

CYFRA21-1是细胞角蛋白19的一个可溶性片段，主要存在于肺肿瘤上皮的细胞浆内，它能在激活的蛋白酶作用下降解，以溶解片段的形式释放入血，是非小细胞肺癌（NSCLC）尤其是鳞癌的重要标志物。近来研究表明角蛋白在早期诊断肺癌中发挥着积极作用，且其特异性含量增高，因此检测该指标对于肺鳞癌的诊断有十分重要的诊断及预后的价值。

③神经元特异性烯醇化酶（NSE）

小细胞肺癌是一种由神经内分泌引起的肿瘤，其中NSE是一种重要的多肽酶，它可以有效地降低肝脏的糖分，并且其含量比正常组织高出25%～30%，这一数字可以说是比正常组织高出3～35倍。经过检测，该物质的血清含量在肺癌的确诊和化疗期间显著增加，而且具有极高的灵敏度和特异性，因此，它可以用作一种有效的诊断肺癌的指标。

（2）痰液的脱落细胞学检查：

通过痰液脱落细胞学检查，我们可以更容易、更安全、更无创地发现肺癌。相比于传统的痰涂片，这种检查方法更加精确，因为它能够更准确地检测到黏液肿瘤细胞和炎症细胞。

7. 肺癌病理学诊断"金标准"

通过经皮穿刺肺活检，可以从肺部球形病灶中提取标本，并进行病理学检查，这是目前最有效的肺癌诊断方法，它不仅可以准确地诊断病情，还可以根据病理学结果，为患者提供科学、合理的治疗方案。

四、院中治疗篇

1. 肺癌的手术治疗包括哪些?

（1）手术目标：

尽可能彻底地清除肿瘤细胞，同时尽可能保护健康的肺部组织。

（2）手术禁忌证：

①N3淋巴结转移。

②多发远处转移。

③广泛肺门、纵隔淋巴结转移。

④胸膜种植转移。

⑤不能耐受手术。

（3）手术方式：

①肺叶切除+肺门纵隔淋巴结清扫–标准术式。

②亚肺叶切除：楔形切除、肺段切除（局限性切除）。

③支气管、肺动脉袖式切除成型。

④全肺切除。

⑤微创手术–胸腔镜肺癌切除。

2. 肺癌的化学治疗包括哪些？

（1）非小细胞肺癌：

①GP方案：晚期非小细胞肺癌的有效治疗，术前新辅助化疗已成为首选的有效手段，其有效性可达32%～45%，为患者带来了显著的改善。

②NP方案：晚期非小细胞肺癌患者可以通过该方案获得有效的治疗。

③培美曲塞单药方案：培美曲塞单药和联合顺铂是常见的抗癌药物，无论是对肺腺癌还是大细胞肺癌，都能有效地改善病情，尤其是对那些无法手术的恶性胸膜间皮瘤更是如此。

（2）小细胞肺癌：

①EP方案。

②CE方案：适用于那些有其他并发症或无法耐受顺铂治疗的患者。

③IP方案：IP方案既可以作为治疗广泛转移性小细胞肺癌的有效策略，也可以作为治疗复发性或难以治愈的病例的有效选择。

（3）肺癌化疗副作用：

①大多数抗癌药物可能会对造血系统产生不利影响，其中最常见的表现就是白细胞和血小板数量的显著减少，极端情况下，甚至可能会出现全血的情况。

②许多药物都会导致各种各样的消化道副作用。这些副作用有时会直接影响身体的健康、机体的免疫学力，有时会妨碍机体的新陈代谢物。当患有消化系统疾病时，首先会有口渴、饮食下降、恶心、呕吐、剧痛、拉肚子等现

象，在极端情况下或许会导致出血。

③皮肤黏膜反应可能会导致皮肤变得干燥，有时会出现粗糙的皮疹，有时会出现浅浅的溃疡，在严重的情况下，还会出现全身性的红斑、色素沉着，以及脱发、甲床色素变化等症状。

3. 肺癌的放射治疗包括哪些？

放射治疗简称"放疗"，是利用放射线治疗肿瘤。通过高能量射线或离子束破坏肿瘤细胞DNA，从而杀死肿瘤细胞，达到治疗的目的。大家耳熟能详的"X刀""γ刀""射波刀"都属于放疗的一部分。手术前的新辅助放疗可减少肿瘤的大小，提高手术的完全切除率。放疗还有助于缓解肺癌引起的疼痛、出血等症状。

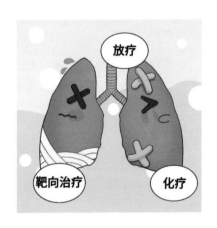

4. 肺癌的消融治疗包括哪些？

肺癌的消融治疗包括冷冻消融、射频消融和微波消融。冷冻消融是高压氩气导致靶组织及细胞结冰、细胞膜破裂及细胞内容物释放引起组织缺血坏死。射频消融应用频率＜30mHz的交变高频电流使肿瘤组织内离子高速震荡，互相摩擦，将射频能转化为热能，肿瘤细胞凝固坏死。微波消融将消融针穿插入肿瘤组织，利用微波热量使肿瘤细胞死亡，导致肿瘤消散溶解。

5. 肺癌的靶向治疗包括哪些？

靶向治疗是针对肿瘤细胞上特定致癌靶点进行精准的治疗方式，可以选择性地杀伤肿瘤细胞，对正常细胞的损伤较少。

常用的靶向药物包括：

（1）EGFR TKI是一种控制酪氨酸激酶的药物，它含有吉非替尼、厄洛替尼、埃克替尼、阿法替尼、达克替尼和奥希替尼。

（2）EGFR单抗：西妥昔单抗等。

（3）ALK TKI包括克唑、塞瑞、阿来、布格和劳拉等药物。

（4）贝伐珠单抗是一种针对抗肿瘤血管生成的有效药物。

6. 肺癌的免疫治疗包括哪些？

通过PD-1/PD-L1 单抗，免疫疗法可以有效地增强机体的免疫力，从而抑制癌细胞的生长，尤其是在非小细胞肺癌和小细胞肺癌患者中，这种疗法更显得有效。

五、康复篇

1. 肺康复训练包括哪些？

肺康复训练包括运动训练和呼吸训练，有助于促进患者胸腔内残留气体和液体的排出，促进肺功能恢复。

对于平时缺乏运动的患者，建议在专业人士的监督下进行运动或进行阻力锻炼；可选择慢跑、快走、瑜伽、太极、八段锦或普拉提等常见的运动训练方法。

呼吸训练包括缩唇和腹式呼吸训练。缩唇式呼吸训练具体方法如下：全身放松，呼气时胸部前倾及腹部内陷，尽量吸气后将口唇呈吹口哨样，缓慢尽量将气呼出。吸气与呼气时间比例为1:2或1:3；每分钟缩唇呼吸7~8次，10~20min/次，2次/d。

腹式呼吸训练具体方法如下：取舒适的仰卧位或坐位，先自然呼吸2~3min；吸气时最大限度的向外扩张腹部（鼓起肚子），胸部保持不动。吸气时间保持在4~6s，体质好的患者可以屏息1~2s；呼气时最大限度的向内收缩腹部（回缩肚子），胸部保持不动。呼气时间保持在6~10s；控制呼吸时间，一吸一呼掌握在15s左右，6~10次/min，每次做5min，2次/d。如此循环往复，保持每次呼吸的节奏一致。

2. 肺癌手术后的护理措施

（1）肺癌手术后，戒烟，以免引发再次发作。对于肺功能下降的患者，应引导他们逐渐增加运动量。

（2）密切关注身体变化，包括是否出现高烧、干咳、呕吐、呼吸困难、疼痛、视觉障碍、疼痛、关节疼痛、锁骨下方的淋巴结肿胀或肝脏肿胀。如果出现这些症状，需要尽快到医院接受检查。

3.肺癌手术后的的护理措施包括哪些？

（1）患者全麻清醒后给予半卧位，使膈肌下降、利于引流、改善呼吸。拔除尿管后，无明显不适按照"下床三部曲"活动，并根据患者自身情况逐步增加活动量，活动期间要注意防止引流管脱出。

（2）患者留置胸腔闭式引流管、中心静脉导管和尿管等。妥善固定导管，避免扭曲、受压或滑脱。

（3）呼吸道护理：及时自主排痰，不能排痰者配合护士翻身叩背、体位引流，促进痰液稀释和排出，必要时配合机械辅助排痰。

（4）疼痛护理：由于手创伤大，术后疼痛感强烈，对患者咳嗽咳痰、活动等行为造成影响，应使用镇痛泵镇痛。

4.肺癌晚期的注意事项是什么？

（1）预防褥疮：由于营养状态通常不佳，加上可能伴随着全身性的水肿，很容易出现褥疮。应及时更换体位，配合在容易承受压迫的地方放置气圈或软枕。

（2）预防和控制疾病：患者注意保温，防止寒冷导致感染，并防止发生肺炎。

（3）病情观察及护理:晚期肺癌常伴随多种症状。如肝及脑部肿瘤转移后，患者突然陷入昏迷、抽搐或失去知觉；如骨转移的患者，应加倍防护，预防骨折；如腹部转移导致的肠道阻塞，会有无腹胀、疼痛等症状，定期使用开塞露和缓解剂来排除宿便。

5.肺癌患者出院后为什么出现以下症状？

语言模糊，可能是由于肿瘤压迫喉返神经所致；头颈、双臂、双腿等处出现肿胀，并且存在静脉回流障碍，可能是由于上腔静脉压迫综合征引起的；双眼睑下，双眸凹陷，双耳紧闭，双肩无汗，可能是由于Horner综合征所致。如果出现这些症状，需要尽快就医。

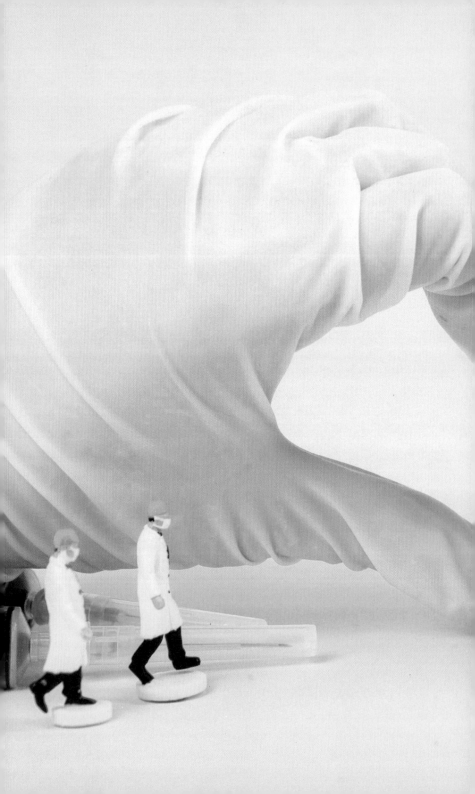

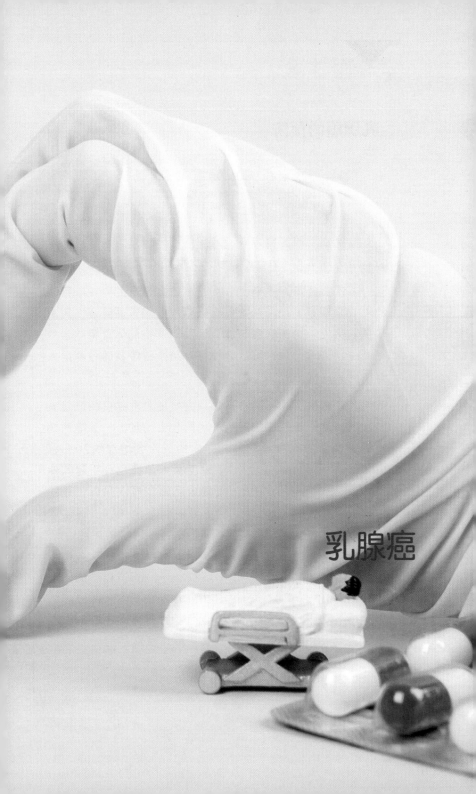

乳腺癌

一、乳腺癌的预防

1. 正确生活方式包括哪些？

（1）改善生活方式：

健康合理的饮食方式、戒烟限酒、情绪管理、舒缓压力、坚持规律的体育运动，预防乳腺癌的发生。

①饮食要均衡：东西方女性在饮食习惯上存在着巨大的差异。观察发现，在饮食比较清淡的国家乳腺癌发病率较低。另外，均衡饮食与体育运动以及控制体重相结合的综合生活方式调理，可以延缓甚至阻止遗传易感性高危人群中乳腺癌的进展。

②控制饮酒或不饮酒：饮酒会增加患乳腺癌的风险，并且随着饮酒量的增加患癌的风险也会增加。一天喝两杯啤酒、葡萄酒或白酒，患乳腺癌的风险会增加约20%，过度摄入酒精也会引起其他健康问题。再次强调，过犹不及，适度是关键。适度饮酒是指体型瘦小的男性、65岁以上的男性每日饮酒量不超过一杯，65岁以下的体型壮实的男性不多于两杯。红酒因含有葡萄皮中的物质白藜芦醇，可能具有一定的抗

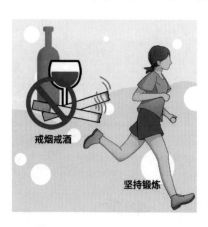

戒烟戒酒

坚持锻炼

癌抗衰老、保护心血管的作用，饮用红酒也应遵循上述"适度适量"的原则。

③适当减少脂肪摄入：脂肪分为动物性脂肪及植物性脂肪，前者多为饱和性脂肪酸，后者多为不饱和脂肪酸。早期的研究表明，高膳食脂肪摄入量与高乳腺癌发生率有关。因此在20世纪80年代，世界卫生组织（WHO）建议人们通过减少脂肪摄入量来降低患癌的风险。然而，后续的研究发现，食物中的脂肪与乳腺癌之间似乎没有关联——乳腺癌患病风险对于高脂肪摄入和低脂肪摄入的女性是一样的，没有明确证据可以证明低脂肪摄入能抑制癌症的发生。但是，高脂肪饮食含有较高的卡路里，能导致肥胖，这对绝经后的妇女是一个患乳腺癌的危险因素。肥胖会提高体内雌激素水平，这也可能会导致乳腺癌。一些初步的研究表明橄榄油对乳腺癌的发生有一定的预防作用，用橄榄油替换饱和脂肪或其他单一不饱和脂肪可以减少患心脏病的风险，后续这样对减少乳腺癌的患病风险也有一定的作用。

④多吃蔬菜和水果：虽然饮食中富含新鲜水果和蔬菜对机体健康有益，但目前还没有足够证据提示这些食物可以保护乳腺并对抗乳腺癌。食用水果蔬菜可以降低包括糖尿病、肥胖、心脏病及其他癌症（如肺癌、结肠癌）的风险，水果蔬菜中的抗氧化剂也可以中和机体的自由基。美国癌症协会建议每天食用 5 种以上的水果蔬菜。

（2）控制体重：

研究发现，在成年早期和中年之间的年龄段，即20~50岁这个群体的体重上升增加了绝经后妇女患乳腺癌的风险。因为多余的脂肪会导致更高水平的雌激素和其他激素。因此，美国癌症协会、中国抗癌协会等各类指南及专家共识都建议保持健康体重。专家建议超重和久坐不动的绝经后妇女应该减肥和积极锻炼身体，无论对于癌症的预防还是对于整体身心健康都有好处。

①适当的体力活动与体育锻炼：从家务劳动到专门的体育锻炼，都对健康十分有益。不仅减少了患癌症的风险（例如结肠癌和乳腺癌），还有助于预防心脏病，降低糖尿病风险。在关于乳腺癌和体力活动关系的调查研究中发现，体力活动可以降低乳腺癌风险，平均降低风险为 30%～40%。有规律的锻炼可以防止肥胖和体重的增加，降低性激素（包括雌激素）水平，并降低循环胰岛素和胰岛素样生长因素的水平，这些都可以进一步降低乳腺癌的风险。

②舒缓生活压力、控制不良情绪与避免频繁夜班：现代社会女性在工作和生活中承担的压力增大，也是乳腺癌在高教育水平及高收入女性中发病率较高的原因之一，因为神经、内分泌、免疫系统是一个相互关联、相互影响的整体，因此精神因素可以影响内分泌系统以及机体免疫力。精神上的巨大压力可能会造成内分泌系统的紊乱以及免疫力下降。乳腺癌与内分泌免疫系统都有着非常紧密的联系，因此教师、文秘、会计、金融、医生护士等高压力职业的女性患乳腺癌较为多见。同理，焦虑、抑郁、多疑、好生闷气等不良情绪也是癌细胞产生和发展的媒介。在各种不良情绪导致癌症的统计中，情绪压抑得不到释放的人也容易患癌。此外，频繁规律上夜班者患乳腺癌的概率也会增加。如果一周至少上3个夜班，持续至少6年，患乳腺癌的概率翻倍；既上夜班又喜欢早起的人患乳腺癌风险最高，比不上夜班者高近4倍。

2. 手术预防在乳腺癌预防中的应用是什么？

预防性双侧乳房切除和预防性双侧输卵管、卵巢切除。前者降低了90%的乳腺癌风险，尤其是在BRCA1突变的女性中。虽然该类治疗的女性通常报告焦虑减轻，但是对美容的满意度是有所降低的；后者用于降低卵巢癌与乳腺癌的风险。更为重要的是，这两种预防性手术的选择需要非常慎重，涉及到患者年龄、生育、家庭等多方面因素。

二、院前科普篇

1. 乳房的位置在哪里?

乳房是一种特殊的身体结构,它位于胸前部,左右成对出现,由乳头、乳腺组织、皮下组织、结缔组织和乳房悬韧带组成。女性的乳房在青春期后开始发育,随着年龄的增长,乳房的基部会向上延伸到第2~3肋,向下延伸

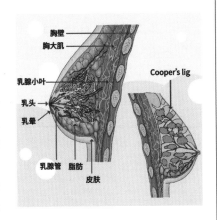

到第6肋,并且向外延伸到腋窝中点的垂直线。男性的乳房通常不太明显,但是它们的乳头通常都在第四肋间隙和锁骨中线的交界处。

2. 乳房的形态和结构包括哪些?

成年女性乳房从外观上看多呈半球形,在它的正中央顶部是乳头,乳头周围皮肤色素较重的区域叫乳晕,乳晕里面有乳晕腺,可以分泌油脂等,能保护皮肤,润滑乳头。

乳房的形态特征是:乳腺、纤维组织、脂质除了乳腺腺体之外,许多其他的结缔细胞也都被缠结成一条条细长的结缔结构,这些结构被统一命名为乳房悬韧带,也被叫

做Cooper结缔结构，它们从内部延伸至肌肉，从肌肉中延伸至肌肉表面，有效地保护着女性的健康。脂肪则存在于乳腺腺体之间，对乳房起到保护和保温作用，它的多少也决定了乳房的大小以及质感。

3. 乳房的功能是什么？

乳房是女性进入青春期的重要标志，它的功能主要是分泌乳汁，而乳腺的结构则是以乳头为中心，呈放射状分布，由若干腺泡和小乳管组成，最终汇聚成总乳管，开口于乳头上，从而实现泌乳的目的。

对于未孕的女性而言，由于乳腺中的腺泡较小，乳管发育不足，以及腺体之间的脂肪组织和结缔组织较多，因此处于静止期，乳腺无法正常分泌乳汁，但是随着月经的到来，乳腺会发生周期性的变化，在月经来临之前，乳房会略微增大，伴有胀痛感，而当月经停止后，乳房便会恢复原状。

孕期和哺乳期的乳房具有泌乳功能，称为活动期乳腺，怀孕期间，在激素的作用下，腺泡和乳管会迅速增生，同时腺泡体积也会增大，到怀孕后期腺泡开始分泌乳汁，这部分乳汁量比较少，称为初乳。

4. 乳腺的超声检查的意义是什么？

通过乳腺超声技术，医生可以观察到乳房组织，以及它们之间的关系。确定肿瘤的位置、大小、形状。这项手段不会产生辐射，因此，它不仅适合正常人，怀孕和哺乳的妇女也适用。

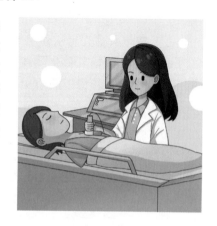

5. 乳腺的钼靶检查的意义是什么？

乳腺的钼靶检查，通过使用低剂量的X光来捕捉乳腺的细节，并通过这些细节来确定乳腺增生、良恶性肿瘤、乳腺组织结构的异常。钼靶检查可以发现大小在0.1mm左右的细小钙化点或钙化簇，是早期发现、诊断乳腺癌的重要工具。

6. 乳腺癌的高危发病因素有哪些？

（1）年龄：女性罹患乳腺癌的几率随着年龄的增长而逐渐上升。45~59岁是乳腺癌发生的高龄年段，随着年纪的增大，乳腺癌的发生概率也不断上升。

（2）乳腺癌的发生主要是由体内雌激素的变化引起的。

（3）女性生孩子的时间越晚，乳腺癌的发生几率就越大，从而使得更多的人受到威胁。拥有乳腺癌遗传史的母亲，她们的发生风险要远远超过一般母亲，甚至达到2~3倍。

（4）经历过一些特定的生理周期，例如更年期，或者曾经接受过一些特定的治疗，而且还伴随着一些乳房的健康问题，例如导管内乳头瘤、一侧乳房肿瘤等，都很可能引发乳腺癌。

（5）体型过大或体脂过多的人更容易受到乳腺癌的影响，尤其是身体雌激素水平偏高的妇女。

7. 乳腺癌的易感人群包括哪些？

（1）若某个家庭成员（包括母亲、女儿、姐妹）曾经罹患过乳腺癌，那么该个体的罹病率将会比普通人高出2倍。此外，若该个体的两位直系血缘也曾罹患过乳腺癌，那么该个体的罹病率将会提高5倍。

（2）乳腺腺体更致密。

（3）雌激素的影响。

（4）电离辐射暴露：尤其是因其他疾病使胸部接受过多放射线照射的妇女。

（5）肥胖：肥胖会影响激素水平，会增加乳腺癌的发病风险。

（6）饮酒：酒精摄入与乳腺癌关系已得到较为一致确认，与肥胖一样影响激素水平。

（7）生育因素：未生育、生育年龄晚、生育后不哺乳。

（8）随着年龄的增长，乳腺癌的风险也会增加，特别是在更年期前后。此外，患有某些良性乳腺疾病，如非典型增生，以及曾经接受过乳腺手术的妇女，也会增加患乳腺癌的风险。

（9）不良生活习惯：熬夜、长期缺乏体育锻炼、负面情绪、不恰当的烹饪方式；多次人工流产的女性或性生活混乱、长期性生活不和谐的女性。

8. 乳腺癌的发病率有多高？

最新的全球癌症负担数据估计，2020年有226万例乳腺癌病例，乳腺癌已超过肺癌，成为世界上最常见的癌症和第五大癌症死亡原因，2020年估计有230万例，68.5万人死亡，预计2070年病例将达到440万例。在女性中，乳腺癌约占所有癌症病例的24.5%，占癌症死亡人数的15.5%，在2020年世界大多数国家的发病率和死亡率中排名第一。

9. 乳腺癌的检出率是多少？

早期乳腺癌的治愈率达80%～90%，而中晚期患者的治愈率则相对较低。美国的早期乳腺癌患者的比例超过

90%，而中晚期的患者仅9%，但整体来看，这些患者的病情都比较轻。然而，中国的早期乳腺癌病人的比例仅30%，70%的病人都处在中晚期，错失了最好的防治期。由于乳腺癌的发病率高，其早期发现和防治显得尤为关键，为了更好地保护女性的健康，中央政府已经启动了一系列针对女性两癌的早期筛查计划，适龄女性应积极参加。

10. 乳腺癌分期及5年生存率、死亡率有多高？

近年来，乳腺癌的发病率有所升高，但随着诊疗条件的日益改善，乳腺癌的死亡率逐步降低，5年生存率逐步提高。国家癌症中心最新发布的中国癌症数据《2017中国肿瘤登记年报》显示，尽管乳腺癌是中国女性最常见的恶性肿瘤，但它在全国的癌症死亡原因排序中，处于第七位。

总的说来，乳腺癌患者的5年生存率比其他很多肿瘤的都要高。当然，乳腺癌的生存率还与不同的病情及分期有很大关系：

Ⅰ期：5年平均生存率为95%左右，绝大多数患者都会被治愈。

ⅡA期：5年平均生存率为90%左右，绝大多数患者都会被治愈。

ⅡB期：5年平均生存率为80%左右，大多数患者都会被治愈。

ⅢA期：5年平均生存率为50%～70%，很多患者都有可能被治愈。

ⅢB和ⅢC期：5年平均生存率为40%～50%，有些患者有可能被治愈。

Ⅳ期：平均生存期为2年左右，极少数患者有可能被治愈。

11. 乳腺癌早期临床表现包括哪些?

（1）乳房肿块:

是乳腺癌最典型的症状,常常是乳腺癌的首发症状。表现为乳房触及较硬、形状不规则、边缘不清楚的肿块,大多不伴有疼痛,少数可能出现疼痛。

（2）乳头溢液:

是乳腺癌常见的症状,表现为乳头自发地流出或可以挤出液体,甚至有血。

（3）乳头回缩:

表现为乳头向内缩回。

（4）乳房疼痛:

可能出现乳房的疼痛,可能有一种拉扯感。

（5）皮肤改变:

可表现为局部皮肤凹陷,形成类似于酒窝的样子,称为"酒窝征",或皮肤表面破溃形成溃疡;皮肤表面也可能出现橘子皮

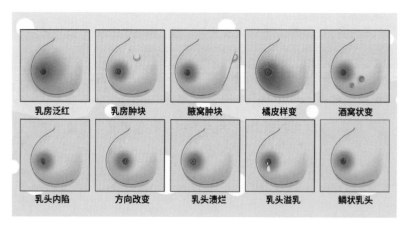

乳房泛红　　乳房肿块　　腋窝肿块　　橘皮样变　　酒窝状变

乳头内陷　　方向改变　　乳头溃烂　　乳头溢乳　　鳞状乳头

一样的改变，称为"橘皮征"。甚至可能在乳房肿块，或周围皮肤，形成多个散在分布的硬结，常为乳腺癌晚期的表现。

（6）乳头乳晕区域皮肤改变：

是湿疹样乳腺癌（属于乳腺癌的一种，以乳房皮肤湿疹。为典型表现）的常见症状。乳头乳晕区域的皮肤可能出现湿疹、皮肤变红、粗糙、有烧灼感，甚至有脱屑、结痂等。

（7）其他部位肿块：

可能在腋窝、锁骨上下摸到肿物。

12. 怎么进行自我检查乳房？

（1）站立，抬高肩膀，在镜子中仔细观察乳房，看看它们是否出现了任何异常的状况。

（2）呈平躺的姿势，然后把手放平，四指伸直并拢，然后把手指平放在乳房上，触摸乳房有没有比较硬的地方。

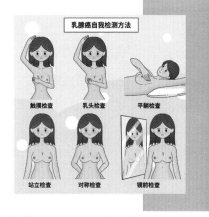

（3）触摸乳房时要四指并拢，右手摸左侧乳腺，左手摸右侧乳腺，从乳腺周围到中央，按顺时针或逆时针进行触摸，而且要用食指前面最为敏感的部位触摸，轻轻划过乳房，感觉是否有阻挡手前进的肿块。

三、入院检查篇

1. 乳腺钼靶检查是什么？

乳腺钼靶是利用X线穿透乳房皮肤、脂肪和腺体组织，达到对乳腺内病变进行诊断的目的。是早期诊断乳腺癌的常用方法，尤其适合用于中老年女性乳腺癌的筛查，其具有简便、快捷、准确率高的特点。

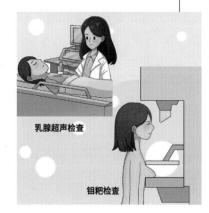

乳腺超声检查

钼靶检查

2. 乳腺钼靶一年检查几次？

乳腺钼靶检查临床上建议是一年做一次，且不超过一次。

3. 乳腺钼靶检查安全吗？

大多患者认为X线是放射线，放射线对人体就有害。那么真实情况是这样吗？事实上，每人每年只要不超过5mSv的辐射量是不会对人体健康产生危害的。乳腺钼靶是通过金属铝产生的"软"X线穿透组织后成像来诊断病情的，其辐射量比X线或CT检查更加微弱，有人曾经做过这样一个比方，一个受检女性经受钼靶检查照射后，经受的射线量只相当于从北京到纽约在高空飞行中接受的辐射量，所以钼靶检查是安全的。

4. 乳腺钼靶片发现钙化灶就一定是乳腺癌吗？

乳腺钼靶检查发现钙化不一定是癌症，因为乳腺大部分钙化都有良性病变和良性肿瘤，只有细小的钙化才有可能是乳腺癌。乳腺钙化灶主要区分为良性钙化灶和恶性钙化灶。恶性钙化灶主要表现为聚集、细小、形态不规则、晶盐样、细沙样、双乳不对称的钙化灶。

5. 什么是乳腺彩超检查？ 它的临床价值是什么？

乳腺彩超检查能够清楚地展示出乳腺内部的病变，包括它们的形状和范围，可以初步确定病变的类型和程度。超声检查发现的肿块大致分为囊性和实性肿块。对于实性肿块，超声检查能清晰地分析肿块的边界情况、是否有包膜，结合彩色多普勒、超声造影等，能很好地将肿块分级。考虑恶性肿块的患者超声还可对乳腺的淋巴引流区域进行扫查，鉴别区域淋巴结有无肿大，有无转移可能，为临床医生对肿瘤分期提供更好的依据。

6. 哪些人需要做乳腺彩超？

超声检查是女性乳腺疾病早期筛查、乳腺肿瘤良恶性鉴别诊断、乳腺疾病治疗后随访复查的主要手段之一。由于不需要进行额外的预处理，且操作简便，没有疼痛感、辐射危险，价格实惠，使得它成为了一种广泛应用的健康手段，不论是什么年纪、什么身体状况，甚至是什么样的乳房疾病，都能够在一次之中多次进行。

7. 什么是乳腺磁共振检查？

乳腺磁共振检查（MRI）即使用磁共振成像技术特异性地检查双乳及周边邻近区域。乳腺MRI具有以下特点：具有高分辨率和无电离辐射的优势，能够进行多层次、多方向、多序列和多参数扫描，并且可以进行立体成像。它还能够动态增强血液动力学特征，并且能够检测到多灶性和多中心性病变。

当乳腺X线摄影或超声检查都无法准确诊断病变性质时，乳腺MRI技术可以提供更加精准的诊断，它能够更好地发现乳房内潜在的病变，准确地定位病变的位置和范围，并且可以帮助医生更准确地评估新辅助化疗的效果，从而更好地识别肿瘤复发和术后瘀痕等。

8. 哪些人不适合做乳腺磁共振检查？

磁共振检查不适用于以下情况：怀孕妇女，体内安装了磁共振设备或磁共振管的人；患有幽闭恐惧症的人，对造影剂过敏的人。

9. 什么是乳腺增强CT检查？

乳腺增强CT检查即针对乳腺组织的计算机断层成像。虽然乳腺增强CT检查可以更清晰地展现出乳腺的解剖学特征，如胸部和腋下的淋巴组织，比传统的铂靶检查更有效，但是由于检查前必须进行静脉注射，而且检查成本昂贵，目前还没有进行过大规模的临床试验。

10. 什么是乳管镜检查？

乳管镜具有易于操作、微损伤、可视化等优点，可以帮助医生更准确地识别出传统超声、铂靶或磁共振无法探测到的乳房疾病。对于乳管内肿瘤性病灶，乳管镜下放置导丝定位可帮助明确手术的部位和范围，有效提高了手术切除病的准确性和成功率。

11. 乳管镜检查需要注意什么？

正常情况下乳管处于关闭状态。在进行检查前，使用温和的清洁剂，如温水和肥皂，对乳房进行彻底的清洁。检查后24h之内不要洗澡。

12. PET-CT对早期乳腺癌诊断的应用价值有多大？

PET可以获得更加全面的病灶功能、代谢状态以及其他分子特征，而CT则可以更加准确地定位病变部位。因其费用较高，且尚未纳入医保报销范围，这在一定程度上限制了它的使用，目前并没有作为常规筛查工具。

但对于隐匿性乳腺癌及早期乳腺癌，PET-CT是最准确有效的检查方法之一。由于它对微小原发病灶检测的准确性及灵敏性很高，因此对于临床高度怀疑而乳腺彩超、钼靶及磁共振等常规影像无明确发现的患者可作为发现乳腺肿物的第一选择。同时，PET-CT可较准确地判断体内是否存在多发病灶、腋窝淋巴结转移、远处转移等，为乳腺癌分期、选择手术方式、制订治疗方案及评估疗效提供依据。

13. 什么是乳腺癌超声造影检查？

超声造影（CEUS）技术能够更加精细地探测到小乳腺癌的细微结构。CEUS技术的应用，能够更好地发掘和治疗这些疾病，从而更好地支持医生的治疗决策。

14. 什么是乳腺弹性成像检查？

通过对乳腺组织施加作用力。乳腺组织对自身软硬度的不同而出现不同的形态变化，一般组织硬度越大经过力的作用后发生的形态改变的程度越小，而组织质地越软发生的形变的程度越大。一般而言，乳腺恶性病灶较硬，良性病灶较软。

15. 乳腺癌实验室检查包括哪些？

（1）血管内皮因子：

当乳腺癌的大小超过2cm时，其内部的血液循环会变得较为稀薄，而且血管内皮因子C（VEGF-C）的表达也会增加，这将会导致淋巴结的转移。此外，当乳腺癌的大小超过2cm时，其内部的血液循环会变得较为充盈，而且毛刺征也会变得明显，这将会增加其淋巴结的转移几率。

（2）c-erB-2：

人表皮生长因子受体-2，是迄今为止被研究的比较透彻的乳腺癌基因之一。是临床治疗监测的预后指标，是靶向治疗药物选择的一个重要靶点。

（3）p53：

P53基因表达水平高的肿瘤更容易导致严重的灌注不良和穿支血流问题。

（4）CA15-3、CEA：

通过结合CA15-3、CEA和乳腺超声技术，可以显著提高乳腺癌的发现率，达到92.5%，这一发现为临床提供了极其宝贵的指导。

四、院中治疗篇

1. 乳腺癌手术治疗有哪些？

根据患者的需求和病情的变化，手术治疗可以采取多种不同的技术，以满足其需求。

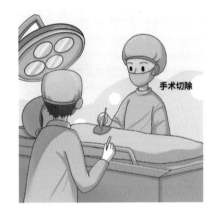

（1）为了有效地控制局部晚期乳腺癌，最常见的技术就是采用完整的乳房、胸大肌、胸小肌以及腋窝淋巴结的综合分离技术，以及采用乳房再造技术，实现有效的病灶控制。

（2）乳腺癌保乳手术＋乳腺癌放射技术是一种有效的手术方式，它能够有效地改善患有乳腺癌的患者的健康状况，并且能够获得更高的生活质量，比传统的根治术更有优势，而且还能带来更好的美观效果。这种方法特别针对一期或二期的乳腺癌患者。保乳手术：目的是切除病变的乳腺腺体区域，保留乳房外形，有利于重建。

（3）乳房重建与整形术：目的是将已经切除的乳腺组织进行形状的重塑，有助于提高生活质量和生活信心。

（4）姑息手术：目的是缓解症状。

2. 乳腺癌化学药物治疗有哪些?

通过新辅助治疗，能有效地减少乳腺癌的发展，在接受3~4个周期的联合用药之后，超过50%~70%患者的肿瘤会被有效地缩小，从而大大改善患者的病情。使其在手术中分期都得到有效控制，从而使得更多的患者能够获得更好的治愈效果。通过辅助化疗，可以有效地减少肿瘤细胞的残留，并且可以有效地阻止其转移，从而显著提升患者的生存率，并有效降低复发率和死亡率。

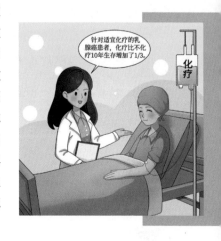

针对适宜化疗的乳腺癌患者，化疗比不化疗10年生存增加了1/3。

3. 乳腺癌术前新辅助化疗方案有哪些?

（1）TCbHP方案：多西他赛+卡铂+帕妥珠单抗+曲妥珠单抗。

（2）TAC方案：多西他赛+多柔比星+环磷酰胺。

（3）AC方案：表柔比星+环磷酰胺。

（4）AC序贯T方案：表柔比星+环磷酰胺，其中又包括剂量密集的AC序贯紫杉醇的方案，以及AC序贯每周紫杉醇的方案。

（5）TC方案：多西他赛联合环磷酰胺。

4. 乳腺癌术后辅助化疗方案有哪些?

（1）以蒽环类药物为主的方案，如AC（多柔比星（阿霉素）/环磷酰胺）、EC（表柔比星/环磷酰胺）。THP推荐剂量为40~50 mg/m²。

（2）蒽环类与紫杉类药物联合方案，如TAC（T：多西他赛）。

（3）蒽环类与紫杉类药物序贯方案，如AC→紫杉醇（每周

抗癌防癌你问我答 ......

1次），AC→多西他赛（每3周1次），剂量密集型AC继以紫杉醇（每2周1次），剂量密集型AC继以紫杉醇（每周1次）。

（4）不含蒽环类药物的联合化疗方案：TC方案（多西他赛/环磷酰胺4或6个疗程），适用于有一定复发风险、蒽环类药物禁忌或不能耐受的患者；PC方案（每周紫杉醇/卡铂，见PATTERN研究），可考虑在三阴性乳腺癌中使用；环磷酰胺/甲氨蝶呤/5-氟尿嘧啶目前很少采用。

（5）卡培他滨的联合或序贯可考虑在三阴性乳腺癌中使用。

5. 乳腺癌内分泌药物包括哪些？

乳腺癌内分泌治疗旨在通过有效地消灭和抑制对激素敏感的癌细胞，以及有效地阻止复发、转移和延长患者的生存期限。

常用药物：他莫昔芬、托瑞米芬、氟维司群、来曲唑、阿那曲唑和依西美坦。

6. 乳腺癌靶向药物包括哪些？

乳腺癌靶向药物治疗旨在利用针对肿瘤细胞的抗药性，以及其他机理，以期达到消灭肿瘤、阻止其再次扩散、提高患者生活质量。

常用药物：曲妥珠单抗、帕妥珠单抗、拉帕替尼、来那替尼、奥拉帕利等。

7. 乳腺癌免疫药物包括哪些？

乳腺癌免疫药物目的，通过影响免疫系统，更有效地识别和杀死癌细胞。

常用药物：PD-L1单抗。

8. 乳腺癌放射治疗是什么？

乳腺癌放射治疗：通过放射线杀死肿瘤细胞，降低转移风险，并预防肿瘤复发，延长生存时间。

9. 乳腺癌化学治疗的主要不良反应是什么？对症措施包括哪些？

（1）消化系统不良反应：

①恶心呕吐　化疗最常见的早期毒性反应。大多数抗肿瘤药有不同程度的恶心、呕吐，如顺铂等。可以用止吐药、激素等减轻症状。也可用一些中医适宜技术。晨起刷牙可用温盐水刷牙以减轻恶心感，对于容易晕车晕船的患者在化疗前应予以足够休息。

②腹泻　多见于氟尿嘧啶及其衍生物、蒽环类部分药物。为预防腹泻，应根据病情选择使用蒙脱石散（思密达）和盐酸洛哌丁胺/易蒙停等药物；同时，应避免食用可能刺激胃肠道的食物，并选择高纤维素和高蛋白的食物，通过静脉注射充足的液体、维生素和电解质来补充能量。

③便秘　为了预防和改善便秘，建议摄入富含膳食纤维的食品，并且要经常喝水，同时要积极锻炼身体，可以使用麻仁胶囊和番泻叶来缓解症状。

（2）血液系统不良反应：

①骨髓抑制　许多抗癌药物都会导致骨髓损伤，其中中性粒细胞减少症尤为明显，当中性粒细胞的绝对比例降至 $2 \times 10^9/L$ 或 $0.5 \times 10^9/L$ 时，就会出现中性粒细胞缺乏症的症状。中性粒细胞缺乏症的发作速度很快，通常会持续 $2 \sim 4d$。对于患者来说，最佳的治疗方法是采取预防措施，包括改善口腔、咽喉以及其他黏膜的健康状况，维持其良好的卫生，饭后要进行漱口，并进行口腔护理，同时要注意大小便后的外阴部位的清洗，需要经常进行沐浴。

②口腔黏膜炎及溃疡　口腔黏膜炎是氟尿嘧啶、蒽环类

药物的常见并副作用。建议患者注意保持良好的膳食平衡，避免摄入对口腔黏膜有害的物质，并在必要的情况下使用洗必泰进行口腔保健。

③粒细胞集落刺激因子的临床应用　G-CSF是一种有效的粒细胞集落刺激因子，就是常说的升白药，它能有效地缓解化疗所带来的粒细胞数量下降，并且能有效地延长粒细胞的存活期。

（3）心血管系统不良反应：

某些药物如蒽环类、靶向药物会引起心脏毒性，应密切监测心电图。

（4）泌尿生殖系统不良反应：

肾毒性　为了预防肾毒性，建议在接受化疗之前进行肾功能检查，以确保安全。多饮水，每日在2000ml以上。

（5）神经系统不良反应：

周围神经病变包括手脚麻痹、腱反射的丧失、感知的障碍，甚至会出现腹泻和肠梗阻。中枢神经的副作用包括感知障碍、四肢的麻痹、疼痛、共济失调、失眠和心理问题。可服用维生素B1、维生素B12及谷维素。也可用末梢神经炎配方中药液泡浴。

（6）免疫系统不良反应：

为了预防免疫系统出现的过敏症状，建议在使用紫杉醇之前6h，以及之后的12h内，每次给予地塞米松10mg。

10. 乳腺癌术后总的饮食原则包括哪些？

（1）饮食规律，定时定量地进餐。不要过度饮食或偏食，应该有计划地摄取营养和热量。

（2）选择高质量的瘦肉、鸡蛋和酸牛肉，并避免摄入过多的油炸、烧烤和烘焙的食品。

（3）避免摄入过多的精细米面，而应多摄入粗粮，比如玉米、豆类等，这些富含高纤维的食物可以有效预防乳腺癌。

（4）维生素丰富的食物包括新鲜的猕猴桃、胡萝卜以及其他维生素C丰富的食物。

（5）多摄入一些蔬菜和水果，例如卷心菜、芥菜和蘑菇。此外，还可以多摄入一些富含多种营养的干果，例如芝麻、南瓜籽和花生。

（6）应避免摄入过多的辛辣和刺激性的食物，并且远离吸烟和饮酒。

10. 乳腺癌术后总的饮食原则中医观点包括哪些？

《素问·五常政大论》和《千金要方·食治》都强调，通过正确的膳食，可以起到防止和调节病情的目的，"食能排邪而安脏腑，约神爽志，以资血气"更是清楚地表达出这一观点。建议服用那些有益于身体的滋补药物，比如甲鱼汤、鸡肉汤、鳝鱼汤，来增强身体的营养。此外，还建议服用大枣黄芪汤、桂圆汤，并增加香菇、木耳、银耳的摄入量。海鲜和鱼肉都能帮助防治肿瘤，因此建议经常吃一点。另外，要注意控制摄入量，避免摄入过量的油腻和刺激性的食品。此外，要注意保持身心健康，并且定期进行健康的锻炼。在不同季节，人们的饮食也会不尽相同，比如冬季，要吃一点暖和的汤；夏季，要喝一点冰镇的水；秋季，要吃一点滋阴养血的食品。

11. 乳腺癌放化疗期的饮食包括哪些？

接受放射治疗或化学治疗时，通常会出现骨髓抑制和消化系统问题。通过适当的膳食保健，患者的味蕾和身体都能得到满足，同时还能够增加身体的抵抗能力和抗疾病能力。

由于恶心呕吐会严重影响人体的消化功能，导致食欲下降。因此，在这种情况下，应该避免过度饮食，而是采取适量的饮食，比如流质食品，比如粥、汤、蛋羹，以及其他食品，来达到增强食欲的目的。

便秘是一种严峻的健康问题，它既可能导致疼痛，也可能影响精神状态，甚至影响生活质量。此外，由于许多化疗药物都是通过消化道排出，例如阿霉素和柔红霉素，因此，若是出现了便秘，这种药物可能会被滞留，从而增强其副作用。由于化疗导致的免疫系统受损，容易出现肛门感染。在临床实践中，使用开塞露可能会损伤肛门皮肤，从而造成严重的出血及感染；应多吃富含植物性蛋白质的蔬菜、水果和粗粮，也有助于改善排泄状况，避免便秘。早上和傍晚服用蜂蜜，有助于改善消化系统的功能，减少便秘的发生。此外，蜂蜜还富含各种营养物质，如果糖、葡萄糖、矿物质、维生素B和C。

对于患有脾胃虚寒症候的患者，其症状可以是口淡、咽喉发痒、畏寒、身体虚弱，因此，建议采用温热助阳的饮食，比如大枣、桂圆、干姜、羊肉，避免使用寒性的饮食。对于患有阴虚内热症候的患者，接受放射治疗以及其他治疗的情况下，或许会产生口渴、咽喉发痒、舌头发紫、腹泻、尿少、心悸、失眠的症状，建议采用具有滋养、补益、活血、止痛的药膳来食疗。饮食中应避免食用过多的寒性食物，例如大米粥、绿豆、苦瓜、白萝卜、生藕节、猕猴桃和银耳。对于因放射治疗引起的热毒损害，或许会产生干咳、胸部疼痛、干燥、有痰、有血丝、气喘、舌红苔薄、舌苔薄、脉搏细弱的情况，因此应食用甘凉清补的食品，例如枇杷果、白梨、乌梅、莲藕和香蕉。

12. 乳腺癌恢复期的饮食包括哪些？

在日常膳食中增加富含营养物质的传统蔬菜和果品，例如豆类、玉米粒、绿豆、糙米和麸皮。应避免摄入带有化学成分的食物和农药的食物，比如豆芽和人造的家禽。多食甲鱼、鲫鱼、蛋类等提高免疫力的食物。烹调时要注意控制好温度，减少油脂摄入，并且要减少使用刺激性的调料，比如肉桂、花椒和茴香，可添加一点醋，以达到软化和消化的目的。经常食用银耳大枣羹和薏仁莲子羹，可以提高免疫力，增强食欲，明显改善养生状态。

五、康复篇

1. 携带负压引流管应注意什么？

为了确保引流管的正常运行，避免出现弯曲、挤压或变形，请确认并牢牢地安放引流器。躺卧时妥善固定，避免牵拉，这样可以有效地促进引流。如果需要，请确认它们被紧紧地夹住，避免发生反向感染。尽可能选择半卧位，这样利于引流。

2. 如何缓解乳腺癌手术后的肩部疼痛？

通过进行有效的肩部活动，如进行旋转和微波治疗，有助于促进血液流通，减轻疼痛和疲劳。此外，定期进行肩部按摩，也能够有效地减轻疼痛。

3. 如何通过徒手锻炼坚持做术后康复操改善患肢的功能？

（1）早期的健康训练包括握拳动作、腕关节活动和屈肘动作。在这些训练中，我们可以通过对侧手掌的帮助来稳定肘关节运动，避免上臂外展。

（2）中期的健康训练，即在拔除引流瓶（管）48h之内，我们可以确保伤口没有积液。皮瓣完全恢复，患者可以采用上举锻炼，即用健侧的肘部支撑患肢的腕部，同时伸直肘部，以上举的方式锻炼；另外，还可以采用肩部运动，即用健侧的肘部支撑患肢，尽量去触碰对侧耳部。此外，还可以采用爬墙锻炼，将双手从胸前起始的地方放到墙壁上，往前爬坡，直到腋下有牵拉感。

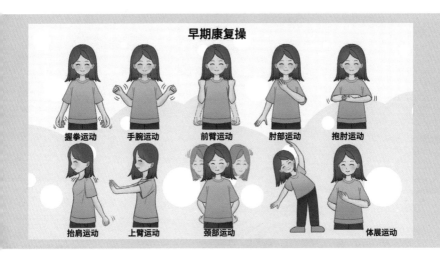

（3）在中期，通过对患者的双臂进行抱头和侧展运动，可以有效地提高其中期的肌肉力量。具体来说，双臂自然放于人体两旁，从侧向上举至上臂贴近耳根，然后用健康的一只手掌抵住另一只，使肘关节伸直，这样可以有效地提高中期的肌肉力量。

重要提示：功能锻炼应该分阶段进行，并且逐渐提高训练强度和适应性。早期应该注意伤口的保护，避免患侧肩部外展。应该随时观察引流情况，如果引流变得更深，应该减少训练的次数和频率。动作要精准，每次练操都要伴随着优美的旋律，每节操练习可以达到4/8拍，一天最好做三次，但也可以根据个人情况来调整次数。

4. 乳腺癌术后复查时间？

为了确保术后恢复情况，建议最初根据医嘱做好临床体检，最初2年每4~6个月1次，其后3年每6个月1次，5年后每年1次。另外，根据医生建议做乳腺超声、X线摄影、胸部CT、腹部超声、全身骨显像、血液检查等项目。

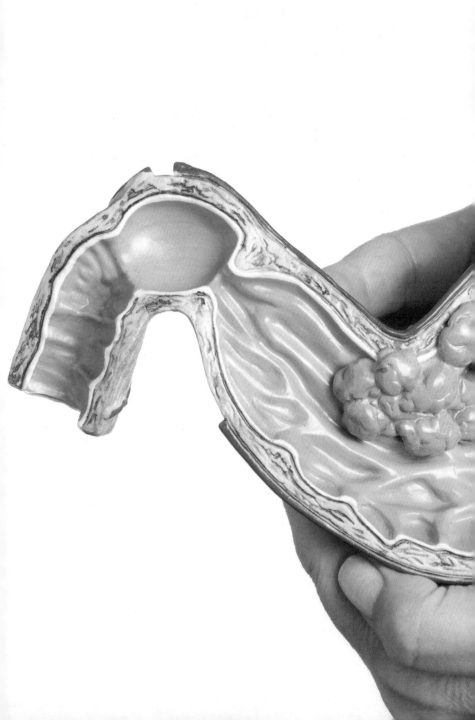

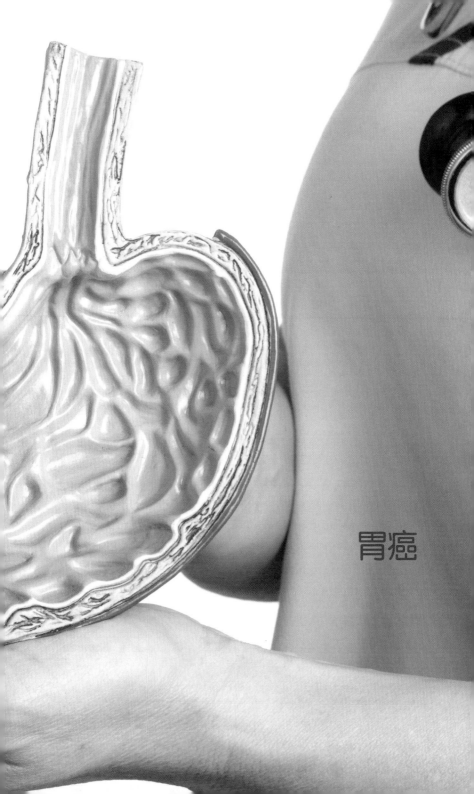

胃癌

一、胃癌的预防

1. 胃癌的预防原则是什么？

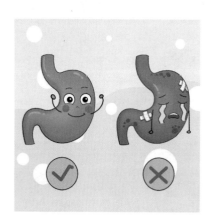

胃癌的预防主要遵循三级预防原则，一级预防为病因学预防及不良生活方式干预以降低发病率，根除幽门螺杆菌（Helicobacter pylori，Hp）是最有效的一级预防策略。二级预防则通过有效筛查手段，早期发现来降低病死率。三级预防即规范化治疗与康复管理降低胃癌复发率，提高生存质量及生存率。其中病因学预防尤为关键。高盐饮食、吸烟饮酒、肥胖等生活方式，幽门螺杆菌（Hp）感染，胃肠微生物群及理化因素的职业暴露等均会增加胃癌发生风险。遗传因素也起到重要作用，可分为聚集性家族遗传和散发性人群遗传。此外，伴有癌前病变的癌前疾病者的胃癌风险显著升高。胃癌发病率随年龄增加而升高，男性发病风险比女性高6～8倍。

2. 胃癌的一级预防包括哪些？

一级预防又称为病因学预防，是在疾病尚未发生时针对病因采取措施，也是预防疾病和消灭疾病的根本措施。胃癌的发病机制复杂，根据大量的流行病学调查显示：HP感染，经常食用咸菜、熏制鱼肉、烧烤、干硬食物、霉变食品、饮酒、不良的社会心理因素等均为胃癌的危险因素。因此，要养成健康的生活习惯。

（1）饮食规律，定时定量。

（2）饮食结构合理，主要包括：①低盐饮食，每日的盐摄入量控制10g以下，以6g左右为宜。②长期吃米的人，应当适量增加面食。③多吃水果及黄绿蔬菜，蔬菜和水果中含有丰富的维生素。④多食牛奶及奶制品。⑤少吃含添加剂的食品。⑥饮食不要过烫。⑦不吃隔夜菜，如青菜、菠菜等绿叶菜，刀豆、蚕豆等绿色豆类。

（3）心情舒畅，尽量避免过度劳累，经常保持充足的睡眠和愉快的心情，努力调整心态，缓解心理压力，有效增强自身免疫力。

（4）增加活动锻炼。

2. 胃癌的二级预防包括哪些？

二级预防又称为发病学预防，"三早"预防，就是早发现、早诊断、早治疗，即在疾病早期，通过筛检等手段尽早发现并诊断疾病，并及时给予适当的治疗，达到治愈疾病或者延缓疾病进展的目的。对胃癌高危人群的监控，如慢性萎缩性胃炎、肠上皮化生、胃溃疡、胃息肉、术后残胃、恶性贫血和HP阳性所致的各种胃病患者，尤其是胃癌家族史或40岁以上胃病久治不愈者，应定期复查。

建议：①轻度至中度萎缩和/或仅在胃窦的患者不需要随访。②广泛萎缩和/或肠上皮化生患者应3年行一次内镜检查。③低级别上皮内瘤变患者应12个月随访一次，高级别上皮内瘤变患者应6个月随访一次。④内镜可见的癌前病变或癌变患者应进行分期和切除。⑤幽门螺杆菌感染是胃上皮内瘤变的独立危险因素，在幽门螺杆菌感染易导致胃癌的高风险地区，建议从30岁开始预防胃癌。

2. 胃癌的三级预防包括哪些？

三级预防又称为临床预防，是指疾病发生之后，一方面通过适当的治疗延缓疾病进展，缓解症状，减少合并症，防止致残；另一方面通过合理的全程管理，对已经发生的合并症和残疾早期发现和治疗，促进康复，最大限度恢复个体的机体功能和社会功能，提高生活质量，延长生存期，提高生存尊严。对于进展期胃癌而言，应该实行以手术为主的综合治疗。

二、院前科普篇

1. 您了解自己的胃吗，他长什么样子，能容纳多少食物呢？

（1）胃是人体的消化器官之一，是个空腔型脏器，位于纵隔下方，上方连接食道，下方连接小肠。胃的上开口称为贲门，下开口是幽门。胃可分为四部分。左上方隆起的部分称为胃底，中部的部分称为胃体，胃体下缘与幽门之间的部分称为幽门部，以及食管与胃体之间的贲门部。

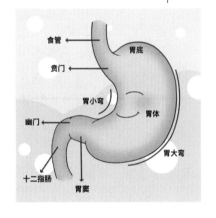

（2）不同体形的人胃的形状也存在差异。①牛角型胃：通常见于身材矮胖之人，所处的位置和张力都较高，胃角和胃底几乎在同一水平，胃角偏钝，类似于牛角。②钩型胃：见于一般健康人，该形状的胃所处的位置以及张力属于中等水平，比较利于胃功能的发挥。③瀑布型胃：瀑布型胃多见于身材比较瘦的人或者是胃下垂的患者。瀑布型胃周围的张力比较高，胃底呈现后倾的状态，之所以叫瀑布型胃，是由于在做胃部的钡餐造影时，钡餐流入胃体后类似于瀑布。④长型胃：也称无力型胃，身材瘦长的人群胃部多呈现此型，胃部所处的位置以及张力通常比较低，呈现上窄下宽的形态，胃下极通常是在髂嵴平面下。

（3）正常成人胃的容量约1500ml，每日可分泌胃液1.5～2.5L，纯胃液是无色酸性液体，pH为

0.9~1.5，主要成分包括盐酸、胃蛋白酶原、黏液、内因子等，其余为水、Na^+、K^+、HCO_3^-等无机物。

2. 胃的作用和功能有哪些？

（1）储存、消化及排空食物：

正常成人胃的容积约为1500ml，食物进入胃后，胃的各种运动将食物打碎，并与胃液充分混合，这就是最终形成食糜的分子物质。胃还会使食糜穿过幽门并少量进入十二指肠，食物进入胃后大约5min开始通过胃进入小肠，这个过程称为胃排空。然而，液体和小块食物的排空速度通常比固体、大块的食物排空快。在三种大量营养素中，碳水化合物排空最快，蛋白质排空最慢。一般来说食物需要4~6h才能完全排空。

（2）分泌胃液：

可分泌胃液及胃泌素、胃动素、生长抑素等。

（3）黏膜自我保护：

胃具有防御功能，胃的黏膜形成屏障，胃酸、分泌型免疫球蛋白以及淋巴组织等，可防止病原微生物及异物的侵入。

3. 胃部功能出现异常通常都有哪些情况呢？

（1）胃炎：

是现在临床上常见的胃部疾病，是胃黏膜的炎性病变，常见的可分为急性胃炎和慢性胃炎。

急性胃炎：表现为胃黏膜充血、水肿，可有黏液附着，其表面上皮可坏死脱落出现缺损。可能会出现上腹疼痛、饱腹感、恶心、呕吐和食欲不振等症状。

慢性胃炎：①慢性浅表性胃炎：又称为慢性非萎缩性胃炎，病变多出现在胃窦部，表现为充血、水肿，呈淡红色，可伴有散在糜烂和出血点，表面可有灰黄或灰白色黏液覆盖。大多数人上腹不适症状不典型，腹痛无规律，有些人会出现上腹部隐隐作痛，或上腹部不适，并出现易饱、反酸、嗳气、恶心等消化道非特异性症状。②慢性萎缩性胃炎：慢性萎缩性胃炎的临床表现不仅特异性较差，而且与病变程度也不完全对应。临床上，部分慢性萎缩性胃炎患者可能无明显症状，但大多数患者可出现上腹部疼痛、蔓延性疼痛、钝痛或饱腹感，尤其是餐后食欲不振、恶心、嗳气、便秘或腹泻。严重时可出现体重减轻、贫血等症状，胃部有少量糜烂。胃壁也可能伴有上消化道出血。

（2）胃溃疡：

胃溃疡是指慢性溃疡，发生于胃幽门与贲门之间，消化性溃疡是一种全球常见病，是一种经常发生的疾病，从全球来看，估计会有10%左右的人患上此病，各个年龄段均可发生，尤其是在中老年男性较为多见。胃溃疡的发病机制是胃酸和胃液的侵蚀不平衡，胃蛋白酶和胃酸消化自身黏膜的防御能力，加上Hp（幽门螺杆菌）感染，胃黏膜的自我保护屏障就会减弱，受到破坏就会形成糜烂性溃疡，主要表现为上腹部疼痛，也可出现左上腹、胸骨、剑突后疼痛，多数患者在饭后1h左右出现，部分患者有节律性疼痛，与进食相关的上腹痛，其特点是进食时疼痛减轻，食后上腹痛约30min至1h，逐渐消退约1~2h，食后再次出现疼痛，待胃排空后，痛感减轻，也有患者没有出现上述典型发作，而仅表现出胀气、厌食、嗳气、反酸等消化不良症状，发作时剑突下可有局部压痛，缓解后无明显体征。因此，明确诊断需要胃镜检查，消化性溃疡的病程可持续数年甚至十几年，以周期性发作、节律性疼痛为特点，多发生在深秋、冬季或者天气、日照变化时，腹痛可以通过抗酸剂缓解，溃疡患者平时饮食要清淡，多吃易消化、有营养的食物，如米粥、鱼汤等，多吃新鲜水果和蔬菜。少食薄荷茶、薄荷糖、薄荷口香糖等，咖啡、油炸食品、辛辣食品、巧克力等脂肪含量高的食物。

（3）胃癌：

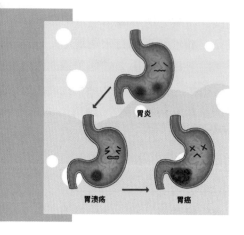

出现于胃黏膜上皮细胞的恶性肿瘤，绝大多数胃癌属于腺癌，发病存在明显的地区差异，中国西北和东部沿海地区胃癌发病率明显高于南方。发病年龄在50岁以上，男女发病比例是2：1。饮食结构、工作压力增加、幽门螺杆菌感染都有可能导致胃癌，所以胃癌患者趋于年轻化。胃癌可发生在胃的任何部位，一半以上发生在胃窦，主要是胃大弯、胃小弯、前后壁。呈现"三高""三低"的特点：高发病率、高死亡率、高转移率、低早期诊断率、低切除率，且5年生存率较低。

4. 为什么现在越来越多的人得胃病？胃病生成的原因有哪些？

跟人们平时的生活、工作节奏快有关系，平时饮食无规律、生活压力大、情绪紧张，还有不良的生活习惯，如抽烟、喝酒、熬夜，都容易引起胃病。

首先，和我们的饮食有很大关系，胃病多从口入，比如有的人饮食没有节制，喜欢一样东西的吃过瘾，就会导致暴饮暴食，不喜欢的就不去吃，这样就出现了食物严重的不均衡，胃的机能就会损害。黄帝内经中讲一句话"五谷为养，五畜为益，五果为助，五菜为充，气味合而服之，以补精益气"。大部分人对里面的五谷有误解，五谷为养，就认为多吃五谷杂粮非常好，事实上我们人体不能消化太杂的东西，因为消化和吸收粗粮营养时，肠胃需要消耗更多"动能"，负担更大，反而会损伤肠胃。其次，胃怕生冷、怕寒凉，生冷食物、生冷海鲜都是肠胃大敌，会带着寒气进入体内，使胃慢慢变的虚寒，从而引发胃病，平时也要注意胃部的保暖。最后，情绪很重要，中医认为情志对五脏六腑有直接的影响，"怒伤肝、思伤脾"，暴怒伤肝，肝失疏泄，横逆犯胃，胃失和降，忧思伤脾，会引发胃病系列症状。西医讲，人体的胃肠神经细胞数量仅次于中枢神经，对外界的刺激十分敏感，是人类最大的情绪器官。

5. 我们平时应该如何养胃来预防胃病呢？

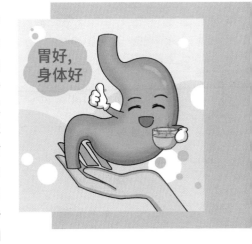

胃病讲究"三分治、七分营养"，而七分营养要以三分治为基础，中医在这方面讲的比较多。第一，养胃食物不是多吃什么，而是少吃什么。如果有反酸，就少吃粗粮、坚果、小米粥、茄子、土豆等食物。如果有腹胀，就少吃豆类食品。消化功能不好的人应避免一次吃大量肉类和坚硬、难消化的食物，少吃糯米制品、甜食、含咖啡因的饮料、辛辣生冷的食物等，以免给胃造成负担。第二，睡眠很重要。《内经》谈论睡眠和四个不同的季节。我们要根据四时气候的变化来调整作息时间。夏天我们晚睡早起，冬天我们早睡晚起，春秋我们早睡早起。原因很简单，追随太阳的脚步，遵循天人合一的理论。建议大家晚上11点之前睡觉，冬天要早一些，夏天要晚一些。第三，《平常问》曰："静虚，随真气，守神内，保病平安。"心情愉悦、精神愉快、头脑稳定、清明、无贪、痴，必然有益于健康。另外，在预防胃病的同时，借鉴西方的食物共享制度，避免通过饭碗、筷子等餐具交叉感染和发生唾液中的细菌传播。

6. 什么是胃癌，胃癌的发病原因有哪些呢？

胃癌是指胃中的异常细胞开始以不受控制的方式生长和分裂，胃癌是一种与生活方式密切相关的癌症。长期抽烟喝酒，喜欢吃油炸、熏制、腌制、高油高盐、辛辣的食物，饮食不规律、暴饮暴食等都会导致胃癌的发生。造成胃长期易致病，胃癌常呈家族性聚集性，可能与一些遗传因素有关。此外，幽门螺杆菌与胃癌也有一定的相关性。临床研究表明，幽门螺杆菌阳性检出率越高，患胃癌的风险就越高，但这并不意味着幽门螺杆菌阳性就一定会发展成胃癌。作为指标之一的幽门螺杆菌并不是绝对的，胃癌的病理过程比较长，是多种因素共同作用的结果。据统计，幽门螺杆菌感染的患者约有1%会发展为胃癌。

7. 针对胃癌我们如何进行预防与筛查？

中国将胃癌高风险人群定义为年龄40岁且符合下述任意一项者：

（1）高发地区人群。

（2）Hp感染者。

（3）既往患有癌前疾病（如患有慢性萎缩性胃炎、胃溃疡、胃息肉、手术后残胃、肥厚性胃炎、恶性贫血等胃癌前疾病）。

（4）胃癌患者一级亲属（父母、子女、兄弟姐妹）。

（5）存在其他环境风险因素（如摄入高盐、腌制饮食、吸烟、重度饮酒等）。此外，应注重对遗传性胃癌风险人群的筛查。有遗传性胃癌家族史的人群，应尽早进行筛查和胃癌遗传风险评估，不受年龄限制。

目前指南采纳胃蛋白酶原（pepsinogen，PG）结合Hp检测并联合胃镜精查作为筛查方案，并推荐新型筛查评分系统与筛查流程。

8. 有遗传性胃癌家族史的人群如何进行健康管理？

（1）建立健康的饮食习惯及结构，少吃粗糙及腌制食物，忌暴饮暴食和辛辣食物，尤其是避免腌渍食物和霉变食物的摄入，减少亚硝酸盐的摄入。

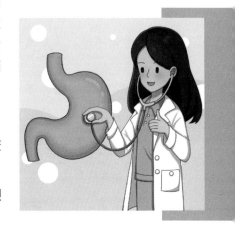

（2）HP感染者行根除治疗。

（3）定期体检以发现癌前病变并及时处理。

（4）戒烟戒酒，少喝或不喝烈性酒。

（5）保持心情舒畅。

（6）遗传性胃癌高风险人群可考虑行预防性胃切除，对于拒绝接受预防性胃切除术的无症状携带者，须定期行胃镜或染色胃镜检测，以及随机活组织检查。高风险人群中进行胃镜筛查，根据胃镜表现及病理学检查结果决定后续复查频率，如未见异常改变，可每2~3年复查1次。

9. 胃癌的临床表现有哪些？

（1）初期表现：

可无任何症状，有的表现为上腹饱胀、不适、钝痛、反酸、嗳气等非特异性上消化道症状。胃窦癌常出现类似十二指肠溃疡的症状。

（2）进展期：

①既往无胃病史，最近上腹部出现不明原因的不适或疼痛，或既往有消化性溃疡病史，且最近上腹部疼痛的频率和严重程度增加。

②上腹饱胀往往是老年人胃癌的早期症状，有时伴有嗳气、

反酸、呕吐等不适。如果癌症病灶在贲门，喂养可能会不顺利；如果癌症病灶位于幽门，当发生梗阻时，患者可能吐出变质的食物。

③食欲不振、体重减轻、不明原因的疲劳，部分患者因体重减轻而就医。

④不明原因的消化道出血，如黑便、大便潜血试验阳性、呕血等。

（3）晚期症状：

①常出现体重减轻、贫血、乏力、食欲不振、嗜睡等恶病质症状。

②大多有上腹部持续性疼痛：癌性溃疡、侵犯神经或骨膜引起疼痛。

③大量吐血、黑便等。胃穿孔、胃梗阻引起的恶心呕吐或吞咽困难或上腹严重胀满。

④左锁骨处可触及较大、坚硬、不可移动的肿块或转移性淋巴结。

⑤淋巴结肿大、融合，癌细胞转移，压迫大血管，导致下肢水肿、心包积液；胸膜腹水引起的腹膜转移，以及腹水过多难以清除引起腹胀。

⑥胃癌扩散广泛，累及多个器官，正常组织在压力下丧失功能，癌细胞大量生长并抢夺营养来源，使正常组织器官出现不可逆的恶性营养不良，最终导致多器官功能衰竭。

（4）体征：

早期，多数患者无明显体征，晚期可出现上腹部坚硬、固定的肿块、锁骨上淋巴结肿大、贫血、腹水、营养不良，甚至恶病质。

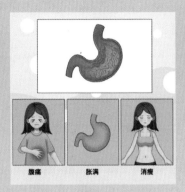

腹痛　　　胀满　　　消瘦

10. 什么是幽门螺杆菌，它与胃癌的发生有什么关系？

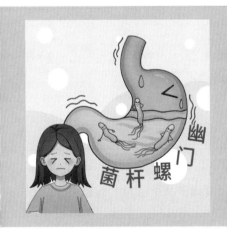

胃癌大魔王的忠实小弟——幽门螺杆菌，据报道，中国约有一半人口感染幽门螺杆菌。幽门螺杆菌（Hp）是一种寄生在人体的微厌氧菌。中国目前Hp感染率约为50%。

11. Hp通过哪些方式传染？

幽门螺杆菌主要隐藏在唾液、牙菌斑、胃和粪便中，人类是幽门螺杆菌的唯一感染源。

传播途径括包口口传播、经口传播和粪口传播。口口传播：共用餐具、水杯；经口传播：从胃反流至口腔；粪口传播：随粪便排泄。

12. Hp感染后可能出现哪些症状?

(1)主要症状是反酸、胃灼热、胃痛、口臭。

(2)可引起慢性胃炎,主要临床表现为:上腹不适、钝痛,有时嗳气、反酸、恶心呕吐,病程缓慢,但易复发。

(3)可引起胃黏膜损伤,临床发病情况混杂,患者常出现反酸、嗳气、饱胀感。

13. 儿童Hp感染的特点?

(1)感染Hp的儿童发展为重症的概率极低,大多数感染Hp后没有明显症状,少数出现胃部不适,如恶心、呕吐、反酸等胃肠道症状。

(2)儿童根除Hp感染后再感染率可能较高,但成人根除Hp感染后再感染率较低。

(3)儿童在生长发育过程中有一定的自发清除率,约为10%;而成人Hp感染者若不治疗则无法自然恢复。

14. Hp感染通过什么形式筛查?

(1)碳13和碳14尿素呼气测试方法:

碳13和碳14检查,通过呼气即可完成。具有无痛、灵敏度高、检出率和符合率高的特点,是近年来非常流行的检测幽门螺杆菌的方法。

(2)胃镜活检:

通过胃镜取一些组织进行活检。在活检过程中,可以检测到幽门螺杆菌。

(3)抗体测定方法:

检测血液、尿液中是否有抗体。

（4）抗原测定方法：

检测粪便中是否有Hp抗原。

15. 感染了Hp一定会得胃溃疡吗？

不一定有溃疡。但是，大多数胃溃疡和十二指肠溃疡患者都有Hp感染，因此认为Hp感染是胃溃疡的主要原因。

16. 感染了Hp一定会得胃癌吗？

尽管Hp感染率很高，但只有约1％的感染者真正患上胃癌，而这1％在溃疡病患者中更为常见。胃癌不仅是由幽门螺杆菌引起的，还与免疫抑制有关。遗传因素、长期精神抑郁、爱吃咸菜、吸烟酗酒等，这些都与幽门螺杆菌协同引发胃癌。

17. 如何摆脱Hp感染？

根除幽门螺杆菌需要胃酸抑制剂（PPI）、两种抗生素和铋剂，治疗一般7～14d，根除率在90％以上。

18. 如何预防幽门螺杆菌感染？

（1）饭前便后洗手：

洗手时重点清洁手掌、手背和指尖，不给幽门螺杆菌可乘之机。

（2）食物必须接触高温：

幽门螺杆菌有不耐热的缺点，水必须烧开才能喝，肉必须煮熟才能吃，牛奶必须消毒后再喝。

（3）减少对胃的刺激：

少吃刺激性食物，少食多餐，不抽烟，不喝酒，均衡饮食，细嚼慢咽。

（4）建议餐具分开：

家中有感染的患者应选择专用餐具，直至完全治愈。

（5）禁止口对口喂养：

一定要避免给孩子口对口喂养。

（6）定期更换牙刷：

建议使用一段时间的漱口水和抗菌牙膏来缓解口腔炎症，每3个月更换一次牙刷。

19. 生活中我们该如何预防胃癌的发生？

（1）少吃腌菜、烟熏及腌制食品，不吃发霉变质的食物。多吃富含维生素C的新鲜水果和蔬菜，多吃肉类、鱼类、豆制品和乳制品等优质蛋白。

（2）养成良好的饮食习惯。尽量按时、定量进餐，不吃太快、吃得过饱、吃得太烫。

（3）积极治疗胃癌相关疾病。慢性萎缩性胃炎、消化性溃疡、胃息肉、胃黏膜大皱襞等都是胃的癌前病变。

20. 如何重视身体异常信号，发现早期胃癌？

（1）如果有以下情况，则需要警惕：

①以前没有胃痛的人，最近反复出现胃痛。②既往有胃痛，但近期疼痛发作的性质、强度和规律性发生变化，药物疗效不佳。③长期食欲不振、饱胀不适或上腹隐痛。④不明原因体重减轻、不明原因便血等。

（2）定期胃镜检查：

对于胃癌高危人群，应每6～12个月进行一次胃镜检查。

21. 什么是胃癌前病变?

容易发生癌变的胃黏膜病理组织学变化,即胃黏膜的异型增生和肠上皮化生,主要伴存于慢性萎缩性胃炎。

胃黏膜癌变不是由细胞"一跃"变成癌细胞,而是一个多步骤的过程,即慢性浅表性胃炎→萎缩性胃炎→肠上皮化生→异型增生→胃癌。

22. 做了胃镜还需要做病理检查吗?

医生发现患者胃里面存在病变,如糜烂、溃疡、增生、白斑、肿物、息肉等。对于上述的病变有可能会存在癌变的可能,或者医生判断其为可疑恶性病变,会钳取该病变组织送病理活检,以协助明确诊断。

(1)什么是病理检查呢?

所谓病理检查是检查体内器官、组织或细胞的病理变化的一种形态学诊断方法,也就是从患者患病部位取一小块组织(根据不同情况,如钳取、切除或穿刺抽吸)或手术切除病变组织,将采集的组织标本经过一系列的加工和处理制成病理切片,然后在显微镜下观察细胞组织的形态结构变化,以确定病变是炎症还是肿瘤,良性还是恶性等,最后作出明确诊断,此过程又称为活体组织检查,简称活检。

(2)为什么做胃镜了还需要做活检?

目前在所有检查、诊断手段中,包括检验学、影像学(如CT)、物理检查、病史分析等方法,最可靠的诊断方法首推病理诊断,它可探讨器官、组织或细胞发生的疾病,阐述病变产生的原因、发病机理和发展过程,因此,病理诊断有诊断"金标准"的称谓。因为胃镜是靠肉眼观察,医生发现了可疑的病变,这个时候取一小块组织,或者完整切除组织,再送去做病理检查。用显微镜仔细观察,能够最准确地判断病变的性质。从而制订下一步的诊疗方案。

23. 确诊了胃癌该如何治疗?

对于早期胃癌,手术治疗可以达到彻底治愈;而对于因全身状况较差,合并其他脏器严重并发症或局部情况较晚,不能进行根治性切除时,可进行姑息性治疗(也就是我们所说的保守治疗),改善患者生活质量。另外,进展期胃癌患者术前新辅助放化疗(就是术前先化疗或放疗)使病灶局限,提高手术切除率,或者术后行辅助化疗控制病情发展,降低术后肿瘤复发的风险。

24. 胃癌的类型和等级有哪些?

常见的胃癌类型有腺癌和鳞状细胞癌。胃癌的等级意味着细胞在显微镜下看起来有多异常。癌细胞的等级从1到3,1级(低级)看起来像正常的胃细胞;2级看起来有点像正常细胞;3级(高级别)看起来非常异常,不像正常细胞。

25. 胃镜检查是怎么做的?

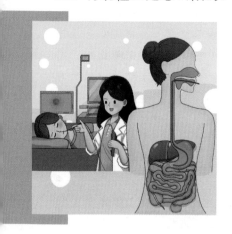

做胃镜检查前先要做常规心电图检查,且必须空腹6h以上。胃镜检查又分为无痛胃镜和普通胃镜,无痛胃镜在进行检查前医生静脉注射麻醉剂;普通胃镜在检查前10min左右患者需口服达克罗宁胶浆,来减轻患者在检查过程中恶心感。检查时医生将一根带有微型摄像头的软管经咽喉部送到胃部以观察胃腔情况。

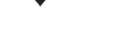

三、入院检查篇

1. 住院前要准备哪些东西呢？

住院治疗时随身携带的物品包括：睡衣、内衣、防滑拖鞋、眼镜、洗漱盆、牙刷和牙膏、清洗袋、剃刀、毛巾等日用品；通常服用的药物、杂志、书籍、耳机、平板电脑或智能手机及充电器等进行娱乐和通话；携带身份证、医保卡、银行卡等，避免办理住院手续及住院期间缴费出现问题。

2. 诊断胃癌比较可靠的手段有哪些？

（1）实验室检查早期可疑胃癌，可能会出现游离胃酸低、血红蛋白和红细胞减少、大便隐血阳性、水电解质紊乱、肿瘤标志物等异常。

（2）X线检查：气钡双造影可清晰显示胃的轮廓、蠕动情况、黏膜形态、有无缺损、隐窝阴影等，检查准确率接近80%。

（3）纤维内窥镜：是诊断胃癌最直接准确有效的方法。

3. 胃癌患者治疗前需要做什么检查，目的是什么？

（1）常规检查：

血、尿、便常规，就是我们所知晓的抽血化验和尿、便检查，全面地了解患者的一般身体情况，评估患者有无出、凝血障碍，红细胞、白细胞、肝、肾功能是否正常，有无传染病，避免出现医患矛盾，同时提醒医务人员做好自身防护。

（2）特异性检查：

①胃功能检测：包括电子胃镜检查，了解胃的整体功能状态，证实病变是否胃恶性，了解病变的类型，侵犯程度，并可在直视下钳取疑似病变进行病理学检查对于本病的确诊极为重要。

②肿瘤标记物（CEA、CA199、CA724）检查：以了解胃癌的病变程度。

③心电图，评估心脏功能，能否接受手术。

④超声心动图（使用声波对心脏进行无痛检查）。

⑤胸部X拍片检查，评估肺的状况，排除肺转移。

⑥呼吸测试（称为肺功能测试）。

⑦肺功能检查：了解呼吸系统状态，评价呼吸功能，能否耐受手术。

4. 怀疑胃癌，可以做哪些检查排除或确诊？

可以进行消化道钡餐造影检查，进一步可以做电子胃镜，同时可以在胃镜下取局部组织做病理检查，帮助做病理分期，还可以做其他影像学的检查如彩超、核磁共振和CT等，可以帮助确定肿瘤的大小、位置、浸润情况以及有没有远处转移。具体视情况而定。

5. CT检查可以代替胃镜检查吗？

CT 扫描可以很好地发现严重的器官病变，如肝、脾、肾、肺，但对大部分空腔脏器的检出率是不够的，而胃属于空腔脏器，特别是早期消化道肿瘤病变大多局限于最内层黏膜和黏膜下层，必须通过内镜观察消化道腔内部的病变，所以，筛查胃癌特别是早期胃癌，胃镜是最优的选择。

6. 胃镜怎么选，普通还是无痛的好？

好多患者都在纠结如何选择胃镜，普通胃镜、无痛胃镜、胶囊胃镜各有何区别呢？普通胃镜用的都是软式内镜，材质比较柔软，而且操作技术比较成熟，即使是儿童也可以接受普通内镜检查，不过普通胃镜的缺点就是检查过程中会有恶心、呕吐的不适情况；无痛胃镜检查是在常规胃镜检查的基础上使用麻醉；胶囊胃镜如普通胶囊药物大小一般，通过不间断的摄影，将图像传出来，医生就像看动画片一样帮患者观察诊断，胶囊胃镜虽然比较舒适，但在准确率方面不如普通胃镜，而且价格略贵。

7. 超声波胃镜和普通胃镜有什么区别？

超声波胃镜是把超声和胃镜结合在一起的检查，是一个带着超声探头的胃镜，这种胃镜是专门针对胃黏膜下的病变，肉眼不易观察到的病变，没有办法取活检做进一步检查，这时候就可以选择做超声胃镜，提高准确率。

四、院中治疗篇

1. 胃癌是怎样分期的?

大众都知道胃癌一般分为早期、中期和晚期,其实在临床上医生把我们所说的中、晚期叫进展期,当然在学术上还有更具体更常用的分期判断方法。

2. 得了胃癌必须要进行手术吗?

一般情况下,早期发现胃癌均需进行手术治疗,能有效控制癌症的病灶,遏制其发展,但是对于一些发现时为进展期、晚期的胃癌,手术对患者的病情控制意义不大,可用其他手段的治疗来提高其生存质量,不必进行手术。

3. 胃癌的治疗方式有哪些?

确诊入院后,专家团队将讨论最适合患者的治疗方法。治疗方法取决于癌症分期等因素,包括手术治疗、化学药物治疗、靶向药物、免疫药物治疗、放射治疗等。

4. 胃癌的手术有哪些种类呢?

胃癌的手术类型可分为根治性手术和非根治性手术。根治性手术是指完整切除原发肿瘤和清除邻近淋巴结,包括标准手术、改良手术和扩大手术。

5. 胃癌术前医护人员会找我谈话吗?

在进行手术前一天左右,医生和麻醉医师将会对患者说明要进行的手术操作、手术的好处、可能存在的风险、术后之后会发生什么、出现哪些情况等，并且主管医生也会要求患者本人或家属签署同意书。

6. 胃癌的内窥镜手术是什么？

胃癌内镜手术主要是针对早期胃癌而言，因为中晚期胃癌是通过手术或者放化疗方式进行治疗早期胃癌是指癌的浸润深度在黏膜内或者黏膜下层的比较表浅的癌。内镜下能够对早期胃癌进行治疗，目前主流治疗方式有两种，一种是内镜黏膜切除术，英文是EMR；另外一种是内镜黏膜下剥离术，英文是ESD。ESD能够完整的把病变拿下来，而且切除深度较EMR更深。但是它跟EMR相比较起来，手术难度更大，属于4级的内镜微创手术技术，治疗风险较高，发生并发症的几率也要高于EMR技术。现在主要还是选择内镜黏膜下剥离术，即ESD技术来进行内镜下对早期胃癌进行切除或者治疗。

7. 做胃癌内镜手术前需做哪些准备？

（1）提前2d进行血液检查，检查血栓状况。

（2）评估是否正在服用抗凝药或者改变血液凝血状态的药物。包括：阿司匹林、氯吡格雷、关节炎药物、华法林或肝素、阿哌沙班或利伐沙班。医生会确定患者是否需要停止服用任何其他药物。

（3）手术前6~8h不能进食，医生和护士会向患者做相关知识的术前宣教。患者需要提前告诉医护人员自己有无其他特殊情况评估是否伴有其他疾病如糖尿病等。

8. 胃癌内窥镜手术后会有哪些不适呢？

可能出现以下症状：轻度胸痛，如胃灼热，吃东西时轻微不适；腹胀和不适持续数小时，可以服用扑热息痛来控制可能出现的任何疼痛，不要服用阿司匹林或布洛芬等止痛药。通常要在3个月后进行内窥镜检查，检查胃是否愈合。

9. 胃切除手术方式有哪些？

（1）胃次全切除术或部分胃切除术。

（2）全胃切除术。

（3）食管胃切除术，切除胃和一部分食道。还将切除附近的一些淋巴结，这有助于降低癌症复发的风险。

10. 胃癌术前需要做哪些准备？

（1）早期指南推荐禁食12h，禁饮6h，清淡饮食，最新指南建议，没有胃肠道蠕动障碍或肠梗阻的患者，可以在术前6h吃固体食物，术前2h喝水。

（2）摘下佩戴的任何首饰，如项链、戒指、耳环等。手术当天禁止化妆、涂抹指甲油。

（3）有活动性义齿的还需将假牙取下，以免术中发生呛咳、呼吸道阻塞等情况。

（4）若患有幽门梗阻，术前3d需要用温生理盐水溶液洗胃，去除胃壁水肿，减少胃肠吻合口瘘。

（5）保持良好心态，避免过度紧张焦虑，戒烟戒酒，加强营养。

11. 胃癌术后多久可以进食水？

胃癌手术后吃饭喝水的时间与手术方式和患者病情有关，传统胃癌术后患者要等肛门排气后，胃管拔出前必须禁食，术后3～5d才能进流质饮食，但进行加速康复外科的胃癌患者术后第一天就可以开始经口或鼻肠管进食，第一天进食要求至少饮500ml液体，且建议患者嚼口香糖，家属可以术前给患者准备，可以早期刺激肠胃蠕动。以后几天进食量要逐步增加，比如，可以在第二天的饮用水中加入1000ml米汤，第三天在饮用水中加入1500ml半流质，第四天逐渐转为正常饮食。有研究表明，根治性胃切除术后24～48h禁食，待肠道蠕动恢复和肛门排气后可饮用少量液体，如葡萄糖或温水，此时身体的主要营养物质需要靠静脉输液或肠内营养支持，大多数患者在一周左右开始进食流食，如小米粥、鸡蛋汤等，逐渐过渡到正常饮食，饮食应以易消化、无刺激、非油腻的食物为宜。

12. 手术后多久可以下床活动？

患者手术后生命体征稳定就可以在床上活动、翻身、进行踝泵运动，护士和家属协助患者定时翻身，以免出现压力性损伤；如患者无不适术后第一天应下床适当活动，以促进胃肠蠕动，防止腹胀、肠粘连，预防下肢深静脉血栓的发生，下床活动时动作要缓慢，掌握下床"三部曲"（平躺30s让自己清醒，坐位30s慢慢起身，站立30s后活动），活动量根据个体差异而定，循序渐进，逐步从病房走动过渡到病区走廊活动。

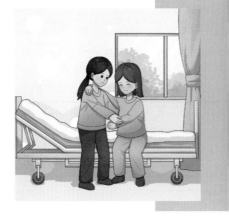

13. 为什么有些人在做完手术后会使用引流管，如何护理呢？

对于胃癌手术切除范围广、术后渗出液多的患者需要放置引流管，医生会在患者身上放置一根或多根管道，可以引出腹腔内的积血、积液等，有利于术后胃肠道吻合口愈合及胃肠功能恢复。注意让管道保持畅通，不要压迫。正常情况下，24h内胃管引流液呈棕色或暗红色，量为100~300ml。术后第二天起，引流液呈黄绿色或草绿色，表明胃液中含有胆汁，家属重点帮助患者整理管路，使其无打折、扭结，同时注意引流液的颜色和量，发现异常及时通知医护人员。腹腔引流瓶应低于引流管口20~30cm，防止逆行感染。

14．术后伤口如何护理，愈合需要多久，要拆线吗？

（1）术后要注意切口有无渗血、渗液情况，保持敷料清洁干燥，如果发现明显的红肿、化脓、疼痛加重、渗血等，要及时告知医护人员，请他们帮忙查看和处理。在咳嗽、排痰时需要用手按压伤口两边以减少伤口牵拉疼痛或因腹压增高导致伤口裂开。

（2）胃癌手术刀口的愈合时间和选择的手术方式有明显关系，目前手术方式包括开腹手术、腹腔镜手术。开腹手术，腹部手术切口大概20cm左右，愈合时间较长，一般10～14d左右可以愈合。如果患者肥胖，皮肤较厚，脂肪较多，愈合时间可能更长。若出现液化或感染，则愈合时间更长。目前临床更多的是微创手术，微创手术刀口明显减小，可能只需要4～5cm，愈合时间相对要短。

（3）如果手术使用的是可吸收线不需要拆线，若使用的是普通手术线，则需要在术后1～2周拆线，对于年龄大、营养不良、伴有糖尿病者拆线时间相应延长，这个会由主管医生判断。

15．术后伤口疼痛怎么缓解？

上腹部疼痛对患者的呼吸和早期活动影响较大。有效镇痛可缓解紧张和焦虑，提高进食、早期活动等依从性。术后医生一般会配置镇痛泵，如果疼痛难忍，家属可以给患者适当按压用药，缓解疼痛，切记不要过度用药，这样会使伤口恢复缓慢，但也不要强忍疼痛。疼痛在术后2～3d会逐步缓解，患者和家属心里有个预期，对治疗效果也能做个自我评判。

16．手术还需要其他治疗吗？

目前胃癌的治疗强调以手术治疗为主，结合化学治疗、放射治疗、生物治疗或中医治疗的综合治疗方案，主要根据手术情况、肿瘤分期、患者年龄、一般情况等决定。一般极早期患者不需要进一步治疗，但仍需坚持复查；中晚期患者则需要接受化疗。

17. 哪种程度的胃癌需要化疗？

无远处转移的局部进展期胃癌需接受术前化疗，通过进行术前化疗，可以缩小肿瘤组织，使不可切除的肿瘤变得可切除，从而提高手术的切除率；中晚期胃癌手术一般都需经过化疗来全面杀死癌细胞；晚期无法进行手术治疗的胃癌患者也需进行化疗。

18. 哪种程度的胃癌需要放疗？

（1）如果患者局部病灶相对较固定，会做术前新辅助放疗。

（2）部分肿瘤可以手术切除，但是术后淋巴结转移多，或者并未彻底切除，为R1、R2切除。另外，部分患者没有接受标准的D2根治术，如选择D0、D1患者，需要做术后辅助放疗。

（3）部分晚期患者无法耐受化疗，局部梗阻症状明显，此时需要进行胃病灶姑息放疗。

（4）部分Ⅳ期患者出现脑转移、骨转移时，为了减症止痛，需进行姑息放疗。

总之，胃癌做放疗主要为Ⅲ、Ⅳ期，Ⅰ期、Ⅱ期不做放疗。Ⅲ、Ⅳ期患者的疗效主要根据肿瘤中期、晚期，以及肿瘤位置大小、敏感性、患者体质情况来判定。部分患者在放疗过程中会结合化疗或者靶向，甚至免疫治疗，较难单纯评估放疗疗效。但通过综合治疗，Ⅲ期患者五年生存率为30%~50%，Ⅳ期为10%左右。

19. 什么是晚期胃癌的保守治疗？

晚期胃癌患者常并发胃肠道梗阻，如贲门梗阻、幽门梗阻，无法进行手术或支架，通常建议实施穿刺导管空肠造瘘（NCJ），此法对实施术后早期肠内营养、防止术后并发症、节省医疗费用、缩短住院时间非常重要，为后期的化疗和放疗带来好处，可以增加患者的营养供给，提高放化疗的耐受性，减少副作用，NCJ可保留至在放化疗结束拔除。

20. 胃癌术后几天拔除胃管？

胃管留置会给患者带来不适的感觉，而拔除胃管的时间应根据手术情况、个体差异及胃管留置的目的来具体决定。如远端的胃大部切除和近端的胃大部切除，吻合方式包括毕-Ⅰ式吻合和毕-Ⅱ式吻合。如果是近端的胃大部切除，一般排气排便后7d左右可以拔出胃管。如果是远端的毕-Ⅰ式吻合，可以在术后3d排气以后就可以拔出胃管。如果是毕-Ⅱ吻合，可以在术后5～7d排气排便以后，在没有肠道梗阻症状的情况下拔出胃管，如果胃管是为了肠内营养支持而留置的，那么无需肠内营养输注的时候即可拔除。除此之外，一般根据胃管引流液性状及量决定拔除胃管的时间，若引流量少，医护人员观察引流液颜色正常，可以拔除胃管。需要强调的是，胃癌手术后的患者一定要听从主管医生的安排，切勿私自拔除胃管。

21. 胃癌可以采用中医治疗吗，治疗原则是什么？

答案是可以，治疗的根本原则是扶正抗癌。其辨证论治应在辨病与辨证结合的基础上，考虑其他治疗手段对机体的影响：初期患者中医治疗可辅助手术和化疗，重建中气，培本扶正；中晚期带瘤生存者，在重建中气的基础上，兼顾祛邪，同时兼顾复发伴随的症状，随症加减。

五、康复篇

1. 胃癌术后何时出院?

胃癌术后出院要达到以下基本标准:无需输液治疗,可以进行半流质饮食,口服镇痛药能达到较好的镇痛效果,伤口愈合良好,无感染,脏器功能良好,活动自如。如果患者身体情况恢复较好,满足以上条件,就可以出院。

2. 胃癌术后要注意什么?

(1) 少食多餐:

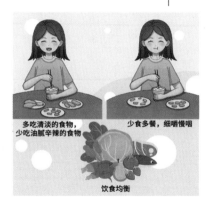

多吃清淡的食物,少吃油腻辛辣的食物

少食多餐,细嚼慢咽

饮食均衡

因为手术切除了一部分或者一大部分胃,胃的容积变小,所以一定要少食多餐,每次少吃一点,多吃几次,一顿吃太多容易导致腹胀、打嗝、反酸等不适症状,每天6~7次都不为多。

(2) 多吃软食:

由于手术后胃的消化功能受到影响,因此要吃一些软烂、易消化的饮食,减轻胃的负担,多吃一些含铁的食物如菠菜,促进铁元素的吸收。少食用含粗纤维的食物,限制油炸、辛辣及刺激性的食物和甜食。

(3) 定时复查:

一定要定时复查。恶性肿瘤目前还没有完全根治的办法,治疗后仍可能复发或转移至其他器官。所以,出院后最重要的就是坚持复查，早期发现异常情况。原则上术后2年内每3个月复查一次，术后3~5年内每6个月复查一次，以后就每年复查一次。复查项目包括了解出院后情况、体格检查、抽血检查（血常规、肝肾功能、肿瘤标记物）、胸片、B超、胃镜（每年一次）、CT（每年一次）等检查。

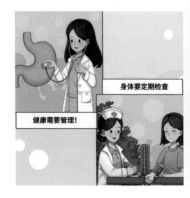

（4）预防便秘：

保持大便通畅是非常重要的，如果大便滞留在肠道，会引起肠胀气从而导致腹胀，会使食欲下降。

（5）学会忌口：

避免吃一些刺激性、油炸、烧烤类食物，影响消化功能。建议避免食用羊肉、狗肉、鹿肉、剩饭剩菜等，多吃新鲜蔬菜水果，其他饮食与正常人基本一致。

3. 胃癌术后饮食过渡原则是什么？

建议从流食-半流食-软食-普食逐渐过渡，如果吃稀饭没有不舒服的症状就可以转为烂软饭，若吃烂软饭不适应，便再返回上一级的稀饭，经过一段时间后再次过渡到下一级。

4. 胃癌术后患者居家康复期的营养注意点有哪些？

（1）营养搭配：一般来说，应该是清淡、高蛋白、高维生素、易消化食物。要保证蛋白质的摄入量和质量，减少碳水化合物的量。蛋、奶、鱼、肉、豆类是优质的蛋白质来源。乳清蛋白比酪蛋白好，动物蛋白比植物蛋白好。每天1~2个鸡蛋，不建议素食。多吃新鲜肉类，少红多白肉，即少吃猪肉、牛羊肉和多吃家禽、鱼和虾。胃癌手术后，日常饮食中要注意补充维生素和钙，并适量添加含铁量高的食物。此外，中国民间还有着"发物"的说法。即大众普遍认为"发物"可能会影响手术后伤口的恢复，还可能使肿瘤复发，但是现代医学上没有"发物"这种说法。正常情况下，大多数食物对大多数人并不会产生不良的反应；若因害怕"发物"禁忌而过于限制饮食，反而更容易导致营养不良，那就得不偿失了。

（2）宜少食多餐，细嚼慢咽。通俗地说，胃就是一台破碎机、研磨机、搅拌机。一方面将不同大小的食物研磨为食糜，另一方面可以将高渗透压的食物转换为等渗透压食物排入小肠。手术后，胃功能受损，只能靠牙齿充分咀嚼，靠唾液调和胃液，帮助胃完成其研磨功能。建议每口食物咀嚼25次以上，尽可能地将食物变得粉碎让其被充分消化；胃的容量在正常生理条件下可以达到5000ml，但是因为手术切了大部分甚至整个胃，所以摄食量比原来大大减少，不过可以增加进餐次数来弥补食物摄入量的不足，满足身体对营养的需求。建议每天5～6餐或者更多。

（3）保证体重：手术后胃癌患者，100%的会有体重减轻，维持体重是饮食健康首要目的。具体目标是保持体重不低于正常范围的最低值，每2周称重一次并记录。体重减轻是营养缺乏的第一个迹象，需要增加饮食，在排除饮食方面的因素后，如果患者仍然出现不明原因的体重减轻＞2%，应及时回医院随访，以排除肿瘤复发和转移的可能。维持体质指数（BMI）在18.5～23.9kg/cm^2。

（4）要定期随访，尤其是营养门诊的咨询，至少每3个月一次；

（5）养成终身口服营养补充（ONS）的习惯。由于胃结构与功能受到损害，平常的饮食往往难以满足患者的机体营养需求，《中国肿瘤营养治疗指南》建议胃癌患者终身口服营养补充剂（ONS），即口服工业化肠内营养剂来补充食物的不足。建议每天补充400kcal以上，终身坚持。

（6）注意糖的摄入。在机体所有的细胞中，癌细胞最喜糖，其吸收葡萄糖的能力比正常细胞高10倍。正常情况下，正常细胞吸收葡萄糖并产生大量热量来维持人体能量以保证机体正常运作，但癌细胞只吸收其中的5%，然后将葡萄糖丢弃，这个过程会产生大量乳酸，而乳酸对癌症恢复没有贡献，例如，它可以抑制T细胞的活性，加速癌细胞的生长。所以，适量摄入糖分最有利于健康，可以多吃低碳水的食物。我们不能阻止癌细胞制造糖，因为馒头、米饭等我们很多食物中的淀粉都会转化为葡萄糖，完全避开糖分是没有办法的。我们所能做的就是均衡饮食，最有利于癌症患者康复的多样化饮食。

温馨提示：①红肉：如猪肉、牛肉、羊肉等一些烹制前颜色较为鲜红的动物肉类。②饱和脂肪酸类食物：牛油、奶油、猪油、全脂奶、乳酪、烤鸡、烤鸭、烤鹅、鸡肝、鸭肝、鹅肝、肥猪肉等。③体质指数：BMI=体重（kg）/身高的平方（cm^2）。

5. 胃癌术后生活习惯作何改变？

（1）戒烟戒酒，避免含糖饮料，特别是碳酸类含气的饮料。

（2）避免食用含亚硝酸盐的食物，如培根、腌制食物等。

（3）保护胃黏膜：忌辛辣、过烫、过硬的食物。

（4）保持口腔和手卫生。

（5）胃癌术后容易出现一种医学上称为"倾倒综合征"的并发症，早期倾倒综合征症状一般在餐后1h之内出现，具体表现为饭后容易出现头晕、心悸、面色苍白、冒虚汗、恶心、腹痛等症状，这是因为胃癌手术时切除了幽门括约肌，食物容易快速进入小肠，如果食物中含有糖分或渗透压较高，大量细胞外液进入肠腔，从而减少血容量对腹腔神经丛的蠕动刺激，因此会导致出现此并发症。术后半年以上出现晚期倾倒综合征，患者进食1~3h后出现身体虚弱、饥饿、心悸、多汗、头昏、晕厥等低血糖症状。为避免倾倒综合征的发生，患者还应每次需控制进食量和速度，避免一次摄入大量甜食和汤，进食后宜躺下休息10~15min。

（6）每两周早上起床空腹称体重。如果体重减轻＞1kg要查明原因，检查是否是营养缺乏或肿瘤复发。

6. 胃癌患者的运动方法有哪些？

（1）步行：

癌症患者术后未完全恢复时，可以练习步行。步行对患者要求不大，每天可以步行半小时，活动筋骨，增强体力。特别是饭后步行可以促进胃肠蠕动，帮助患者消化食物，提高食欲和增加进食量。

（2）慢跑：

跑步是一种简单、方便、有效的锻炼方式。患者可以选择空气新鲜、道路平坦的地方进行跑步，这对早期胃癌患者术后改善身体状况能起到积极的促进作用。年龄偏大、身体较为虚弱的人不建议此项运动。

（3）太极拳：

太极拳是一种非常适合老年人和体弱者的运动项目，太极拳象征着中国传统文化中的阴阳思想，太极拳象征着中国传统文化中的阴阳思想，它与人体的经络相通，是一种很好的健身运动。太极拳是一种人人都适合的运动，它对人体的压力小，可以增强人体的抗病能力，非常适合锻炼身体。对于手术后的早期癌症患者也十分适合。

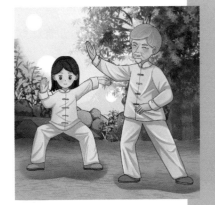

（4）球类运动：

早期胃癌患者术后还可以进行一些运动，比如乒乓球、羽毛球、篮球等，也可以增强患者的体力，提高患者的免疫力。

但要注意控制运动时间，不要太累，尽量不要做任何消耗量大的运动，以免拉伤身体。

（5）健身操

健身操也是一个很不错的锻炼方式，它简单易学并且富有节奏韵律，而且能够锻炼全身的肌肉，建议早期胃癌患者在手术后学习健身操来提高精神和体力。

7. 如何开始术后的锻炼？

（1）术后无禁忌证的胃癌患者，术后1～7d可以在家属的搀扶下在病房内走动，能够帮助促进身体各项功能的恢复。

（2）如果胃癌患者手术创伤较重，术后体力较差，无法下床活动，可以锻炼四肢，在床上翻身。

（3）如果胃癌患者手术恢复较好，可逐渐加大运动量，改变运动内容，从步行、太极拳到做健身操，也可以进行适当的慢跑。其中，首先推荐的运动方式是散步，其具体要领如下：

①胃癌患者术后行走时建议穿着宽松的衣服和合适的鞋袜，以确保安全。

②走路时要慢慢来，保持平静，排除一切杂念。

③行走时，行走自如，如漫步花园，达到全身气血宁静。

④步行时要遵循循序渐进的锻炼原则，量力而行。

8. 胃癌患者在家运动锻炼时需要注意哪些？

（1）贫血严重者，应暂缓锻炼（除日常生活活动外），待贫血痊愈后再锻炼。

（2）在白细胞计数恢复到安全水平之前，免疫功能低下的患者应避免在公共场所活动。

（3）可以鼓励严重疲劳和乏力的患者每天进行10min的轻度运动。

（4）接受放射治疗的患者应避免皮肤接触受辐照的氯气（如游泳池）。

9. 胃癌术后多久可以恢复？

胃癌术后的恢复时间与患者自身身体情况、手术方法、病情分期等有关，并且与术后是否出现并发症，以及下一步的治疗措施有关。早期胃癌的恢复期最短，胃大部切除的恢复期可能会更长，如果患者身体情况比较好，手术过程中也没有出现任何并发症，且术后没有进行放疗、化疗等其他治疗，那么他的术后恢复期时间比较短，可能需要1~2个月，就能恢复正常的生活和工作。但如果患者身体情况比较差、年龄比较大或手术出现了并发症，那么恢复时间可能需要几个月左右，如果术后需要进一步的放疗或化疗，其恢复时间更久一些，因为通常化疗需要进行半年以上的时间。

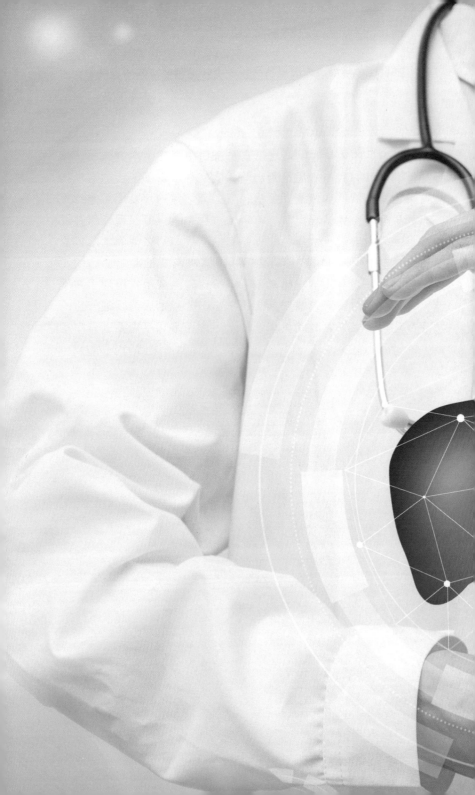

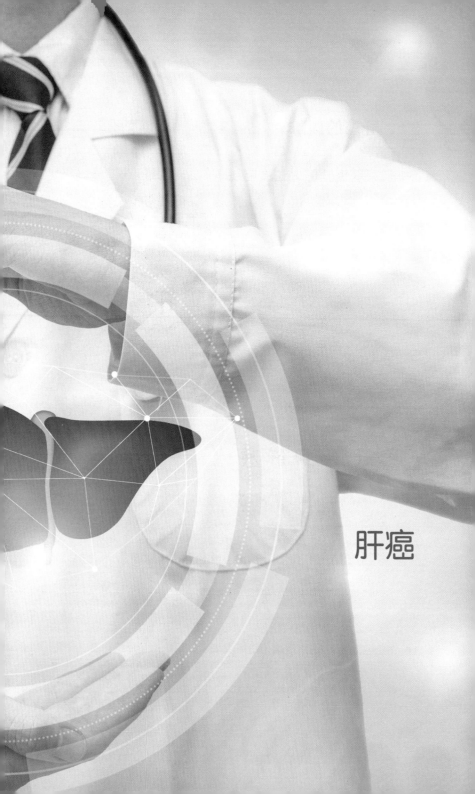

肝癌

一、肝癌的预防

1. 肝癌预防方法有哪些？

　　七字方针：管水、管粮、防肝炎。

　　管水：饮用水的污染容易造成肝癌的发生，特别是蓝藻污染或者其他各种毒物污染的水源。必须注意饮水卫

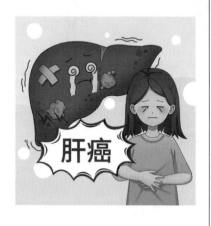

生。管粮：如果粮食出现霉变、出现黄曲霉污染，也与肝癌有一定的关系。所以注意粮食卫生。防肝炎：各种乙肝、丙肝和肝硬化的患者与肝癌有很大的关系，积极治疗，稳定病情，动态监测甲胎蛋白和肝脏彩超。避免乱用药物，许多药物在肝脏内代谢，以免加重肝脏的代谢负担。

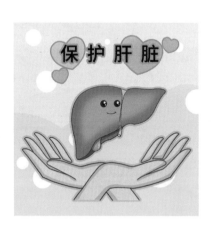

2. 肝癌的饮食预防包括哪些？

在生活中要避免导致肝癌的原因，比如添加防腐剂的食品、毒性物质、腌制食物、喝酒、吸烟等，减少患癌的几率。在平时的饮食中注意食新鲜的蔬菜及水果，避免霉变的粮食，不吃存放时间过长的米。避免霉变的坚果，特别是花生和瓜籽，如果吃了发苦的花生，一定要吐掉，马上漱口。

3. 治疗原发疾病如何预防肝癌的发生？

如果自身患有乙肝、丙肝等疾病，要积极进行治疗，才能避免肝癌出现。如果不积极治疗这类疾病，很容易使患癌的几率大大提升。

4. 什么样的生活习惯预防肝癌的发生？

在生活中要保持充足休息时间、多运动，能改善自身的体质，减少肝癌出现。平时还要适当减轻自身的压力以及舒缓紧张的情绪。

二、院前科普篇

1. 什么是肝脏？它有什么作用？

　　肝（liver），人体脏器名，五脏之一。是脊椎动物身体内以代谢功能为主的一个器官，并在身体里面充分扮演着抗氧化，储存肝糖原，分泌性蛋白质合成的角色，肝脏也制造消化系统中的胆汁。

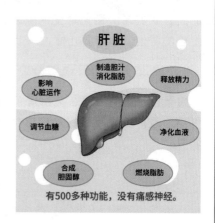

肝脏

影响心脏运作

制造胆汁消化脂肪

释放精力

调节血糖

净化血液

合成胆固醇

燃烧脂肪

有500多种功能，没有痛感神经。

2. 肝脏在何处？

　　人的肝脏大部分位于右上腹部，小部分位于左季肋区，上界在右锁骨中线平第5肋，上部紧贴膈肌，与右肺和心脏相邻；下面与胃、十二指肠，结肠右曲相邻；后面接触右肾、肾上腺和食管贲门部。

3. 肝脏的大小及形状？

　　肝脏是人体最大腺体，红褐色，质软而脆，呈楔形，右端圆钝，左端扁薄，可分为上、下两面，前后两缘，左右两叶，一般重1200～1600g，约占成人体重的1/50，男性的比女性的略重，成年人肝脏男性有1.4～1.8kg，女性有1.2～1.4kg。胎儿和新生儿的肝脏相对较大，可达体重的1/20。

4. 肝癌是什么病?

肝癌通常说的是原发性肝癌，指的是发生于肝脏内的上皮来源的恶性肿瘤，通常在慢性肝病和肝硬化的情况下发生。但也有继发性肝癌，来源于身体其他部位的肿瘤，转移或者直接侵犯到肝脏上。

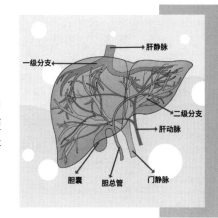

5. 肝癌分为哪几种类型?

（1）根据病因来源不同，可分为：

原发性肝癌：发生于肝脏内的上皮来源的恶性肿瘤。继发性肝癌：全身其他部位的恶性肿瘤，通过血液转移至肝脏或邻近器官肿瘤直接侵犯肝脏。

（2）根据组织病理不同，可分为：

肝细胞癌：来源于肝细胞。肝内胆管细胞癌：来源于肝内胆管细胞。混合型：包括上述两种类型。

6. 肝癌常见吗?

肝癌是中国常见的恶性肿瘤之一，每年原发性肝癌的新发病例约占全球的42%～50%，即全球每年每新增100个肝癌患者，就有42～50个人是来自于中国。男性较女性具有更强的易感性，在高发区男女患者比例约（3～4）∶1。

7. 肝癌有哪些症状?

不同类型的肝癌，其症状表现大多相同。早期肝癌多无明显症状，随着肿瘤的增大可能出现下列症状：右上腹轻至中度的疼痛（最常见），疼痛多为胀痛或钝痛，可伴有乏力、腹胀，一般餐后腹胀明显，逐渐出现体重减轻或者消瘦；不能吃油腻食物，食欲减退；发热，一般为低热，偶达39℃以上；下肢水肿或者腹水；眼睛巩膜或者皮肤发黄，皮肤瘙痒，上腹部有可以摸到的肿块。

8. 肝癌的病因有哪些？

病因与慢性肝脏疾病有关，大部分的肝癌都伴有不同程度的肝硬化，而肝硬化的病因有病毒性肝炎（主要是乙型肝炎和丙型肝炎），酗酒或者长期大量饮酒史，其他可能与饮食习惯、生活习惯、环境、药物、寄生虫病、遗传等因素有关。

9. 肝癌有哪些并发症？

肝性脑病：轻微意识缺失、注意力缩短、昏睡或冷漠等，是本病最严重的并发症。肝癌结节破裂出血：局部疼痛或急性腹痛，腹胀，大量出血可致休克或死亡，约10%肝癌患者发生肝癌结节破裂出血。上消化道出血：突发大量呕血或柏油样便，严重者可出现出血性休克。

10. 肝癌的患病危险因素有哪些？

危险因素主要指的是肝硬化、慢性病毒性肝炎、酗酒史、肝癌家族史、铁过量摄入、毒素暴露（黄曲霉毒素）。有以上危险因素的人，视情况进行体检筛查，如男性超过35或40岁后，建议每半年筛查一次腹部B超和甲胎蛋白AFP，女性超过45岁或50岁后，每半年筛查一次腹部B超和甲胎蛋白 AFP。

11. 肝癌会传染吗？

肝癌本身是不会传染的，但是一部分患者伴有病毒性肝炎，如乙肝、丙肝，需要判断是否处于活动期，如果是活动期的病毒性肝炎，可能会通过母婴、血液及性接触传播。

12. 肝癌能预防吗？怎么预防？

通过下列措施可以降低肝癌的发生风险或者早期发现肝癌：积极了解肝癌的疾病知识。注意饮食和饮水卫生，避免进食发霉的食物，如发霉的花生、小麦、大豆等，还要避免饮用易受藻类污染的池塘水，以及避免接触毒物、预防肝脏寄生虫病。调整饮食：少吃高脂油腻食物，多吃富含维生素和纤维素的食物，如水果、蔬菜等。运动：适当的运动和锻炼，尤其是肥胖者，能够降低癌症的发生率。戒酒、戒烟。正确防治慢性肝病，如病毒性肝炎、肝纤维化、肝硬化等病变，按规定接种乙肝疫苗。

13. 酒精肝能引起肝癌吗？

原发性肝癌，最常见的一个原因就是肝硬化，而酒精滥用，与乙肝、丙肝、肥胖，是肝硬化的四大常见原因。它会引起肝硬化，就会导致肝癌，唯一跟肥胖导致肝癌不同的就是，喝酒导致肝癌，总是发生在肝硬化的基础之上。

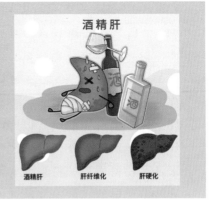

14. 平时体检一两年去做一次，对于肝癌高危人群，多久做一次筛查？

一般3个月到半年。如果条件好3个月查一次是可以的，3～6个月，因人而异。

15. 一般如何发现早期肝癌？

发现早期肝癌还是比较容易的。建议对于有肝癌高危因素的患者，比如乙肝、丙肝的患者，或者长期大量喝酒的，建议在40岁以后每年定期做体检。最常用的影像检查方法是B超，最方便也没有什么痛苦，而且费用很低，但是B超只是一个基本的筛查，它的准确性还是不如CT和核磁共振的。目前认为诊断肝癌，最好的影像学检查方法是核磁共振，它没有射线的损伤，准确性也非常高，但是费用比较昂贵。

16. 肝癌早期诊断的价值是什么？

肝癌早期诊断的价值是为了早期治疗。提高治愈率、患者的生存率，就在于早预防、早诊断和早治疗。随着医学手段的进步，各种检查手段的应用，可能能做到早期发现。早发现、早诊断，为早治疗提供了一个前提和契机。

17. 乙肝是怎么发展为肝癌的？

感染乙肝病毒后一般是三部曲，肝炎、肝硬化和肝癌，给他足够的时间，又没有恰当的治疗，一定会逐步往前走，走到肝硬化，走到肝癌的。所以肝脏任何感染之后的修复，整个过程如果没有任何干预，将来都有可能进展到最后的结局，就是进展到原发性肝细胞癌。

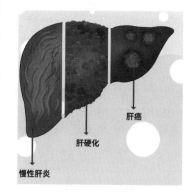

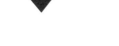

三、入院检查篇

1. 怀疑肝癌，需要做哪些检查？

体格检查：医生会触摸腹部，判断是否具有腹痛、腹胀、肝脏肿大等症状，便于初步了解病情。血液检查：主要是检查甲胎蛋白，也叫AFP，是诊断肝细胞癌特异性的标志物，广泛用于肝癌的各级诊疗中。在中国原发性肝癌患者中，60％存在AFP 明显升高（＞400 μg/ml）现象。影像学检查：肝脏的超声、CT或者核磁共振，一般能发现直径在1cm以上的肿瘤，需考虑本病的可能，并进一步完善检查；增强CT或者核磁共振分辨率和准确性更高，还有助于引导肝穿刺活检。肝脏穿刺活检：就是在超声或者CT引导下，从体外用一根细针穿刺到怀疑肝癌的位置，取一块或者多块组织进行病理检查，如果发现癌细胞，可以确诊肝癌。该检查为有创检查，一般用于其他方式无法明确诊断的情况。

2. 肝癌确诊时需要做肝脏穿刺活检，穿刺活检有哪些风险？

穿刺活检风险包括疼痛、感染、出血、种植转移。其中，最值得注意的是种植转移，也就是在穿刺过程中肿瘤细胞可能会黏附在穿刺针的外表或者顺着穿刺针的通道种植转移到其他部位，发生的风险报道不一，大约在2％～3％，且肝穿刺活检有30％患者有假阴性，需慎重确定活检指征及结果。

3. 检查发现甲胎蛋白 AFP 升高，就是肝癌吗？

不是。甲胎蛋白并不是只有肝癌的时候才会升高，在活动性肝癌、妊娠、畸胎瘤等情况下也可以出现异常升高。所以如果甲胎蛋白轻度升高，也不必过度紧张，还需要进行影像学检查。没有发现异常的人群，需要定期地检查 AFP 和肝脏超声，如果伴有肝癌高危因素，需要每3个月检查一次。

4. 超声检查如果发现肝脏有结节，怎样确诊会不会是肝癌？

如果超声发现肝脏有结节性改变，一般马上安排进行动态增强CT或者动态增强核磁检查。一般动态增强CT和核磁，尤其是增强核磁有非常高的敏感性和特异性，基本上1cm以上的肝肿瘤都可以得到诊断。

5. 如果是结节1cm以下的怎么办？

1cm以下肝肿瘤有以下方式，可以建议再用特殊的肿瘤显像剂做动态增强核磁；可以增加敏感性和特异性。间接判断是否肿瘤周边有容易复发的因素，在一定程度上可以起到这个作用。

6. 遇到更小结节怎么办？

对于5mm以下确实是个难题，5mm以下只有两个办法，一个办法就是3～4个月定期复查一次，看看变化，如果没有变化继续观察，如果有变化，有增长的趋势，安排动态增强核磁。

7. 超声检查出来肝脏有结节的患者，做了增强CT或者增强核磁之后，能确诊是不是肝癌吗？

基本上可以。因为动态增强核磁或者CT在肝癌有显著的特征。第一个特征就是动脉相增强，静脉相廓清，动脉相造影的时候肿瘤迅速显影，而到静脉相的时候迅速地跑光了，叫动脉相增强，静脉相廓清迅速的，这是影像学上的典型特征。第二是需要化验AFP（甲胎蛋白）或者肿瘤的Marker，就是肿瘤标志物是否升高，肿瘤标志物升高，临床诊断基本上成立了。

四、院中治疗篇

1. 肝癌患者一般去哪些科室就诊？

肝癌患者一般去肿瘤科、肝胆外科、普外科就诊。

2. 什么是弥漫型肝癌？它在CT和磁共振表现上都有哪些特点？

弥漫型肝细胞癌在所有的肝细胞癌当中，它占比非常低，大概只占了1%～3%。癌结节通常比较小，大部分可能在1cm以内，但是在全部肝脏或者肝脏的某些区域，或者大部分区域呈弥漫分布，我们称之为弥漫型肝细胞癌。第一，它分布很广泛，所以肝脏可以看到密密麻麻很多的病灶。第二，它在这么多结节当中，可能只有一部分结节，可能是富血供的。第三，因为肝脏里面有那么多病变，所以肝脏通常会肿大得比较厉害。第四，它在所有类型的肝细胞癌当中，最容易引起门静脉或者肝静脉的癌栓，就是肿瘤长到血管里面去了。

3. 什么是小肝癌？它在CT和核磁共振上都有哪些表现呢？

小肝癌是指病灶在两个以下，它们两个的长径就是最大径之和在3cm或3cm以下。它的影像学表现上跟结节型的肝细胞癌实际上是相似的，只不过它可能更小。影像学表现可能没有结节型肝细胞癌那么典型，尤其一些分化比较好的肝细胞癌，动脉期强化可能没那么厉害等。

4. 什么是结节型肝癌？它在CT和核磁共振的表现上有哪些特点？

结节型肝细胞癌是按大小来说的，它可以是单发或多发，但不会像弥漫型肝细胞癌那么多，就表现为一个或多个。其中最大径，我们叫长径，在5cm以内的，我们把这样的肝细胞癌称之为结节型肝细胞癌。它的影像学表现通常会比较典型，可以表现为大部分结节型肝细胞癌，我们叫膨胀生长。膨胀生长的肿瘤，第一，边界会比较清楚。第二，容易出现包膜。在CT上它通常表现为一个等密度或者稍低的密度。在核磁共振的T1图像上它通常表现为一个相等或稍低密度的信号。

5. 肝癌的治疗方案有哪些？

肝癌对放化疗相对不敏感，所以常用以下方法治疗：

手术切除：将肝脏肿瘤和周围的部分肝脏组织切除，但只适合单发、无血管生长并且肝功能较好的患者。手术之前医生通常会让患者进行影像学检查，来评估手术能否切干净。根治性切除后五年生存率在60％以上，目前仍为首选治疗。

肝脏移植：适用于不能手术的患者，在找到合适的肝源后，可选择进行肝移植。肝移植是唯一可能永久治愈肝癌的方法。需要移植的患者通常需要等待较长时间，在等待期间，医生通常会采用消融等其他方式进行治疗。

射频消融：主要适用于直径≤3cm的肝癌患者，通过高温有效快速地杀死局部肿瘤细胞。同时高热能使肿瘤周围的血管组织凝固形成一个隔离带，使血管不能向肿瘤供血，还能防止肿瘤转移，是肝癌微创治疗中最常用的消融方式。

栓塞治疗：属于介入治疗，适用于不愿手术切除或无法手术切除的进展期肝癌，或原发性肝癌体积大，先行栓塞缩小肿瘤，便于手术切除；肝癌手术后的辅助治疗预防复发。

药物治疗：主要包括化疗药物和靶向治疗。

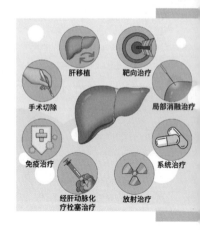

肝癌对化疗药物不敏感，常用的化疗药物有奥沙利铂、吉西他滨、氟尿嘧啶等，但有效率不高。靶向治疗主要适用于晚期患者，常使用索拉菲尼、仑伐替尼等具有抗癌作用的药物。免疫检测点抑制剂联合仑伐替尼已作为晚期肝癌的治疗推荐，越来越多的免疫检查点抑制剂药物应用于临床。

6. 肝癌患者刚做完手术，饮食需要注意什么？

开始先是少量清淡、少渣流食，逐渐增加进食量和食物种类，以易消化的食物为主；可适当进食蔬菜、水果，忌辛辣、油腻、冷食，根据恢复情况可以逐渐增加高蛋白、肉类食物，严格戒烟戒酒。

7. 肝癌患者进行肝切除术前都需要做好哪些准备？

第一是肝功能评估、凝血功能评估、血常规评估，还要查全身各重要器官功能。这些常规检查入院以后都要完成，内容比较多，涉及到肝脏的八大功能检测；第二涉及到肿瘤的评估；第三涉及到需要做手术的各重要器官的功能评估，这些都是需要常规做检查。

8. 哪些肝癌患者可以做部分肝切除？

肿瘤局限在肝脏的一个区段，同时健康肝脏的体积足够，能够代偿肝脏的功能，这样我们就可以做部分肝切除，这是首选。如果肿瘤还没有肝外转移，也没有肝内的广泛转移，可以考虑手术切除，这是目前最常用的，也是首选的治疗方法。对于恰当选择的病例，部分肝切除以后的五年存活率，可以高达

50%～70%。

9. 哪些肝癌患者适合做肝切除?

有以下四条：第一，判断肝是否可切除，首先切掉的病灶范围有多大，剩下的肝容积有多大。第二，肝脏的储备功能，如果肝功能不好，任何手术都是不安全的。第三，重要的血管结构是否能保留，因为肝脏分入肝血流和出肝血流，任何一段要保留的肝脏必须出入通畅，如果不能进或者不能回流，都会引起问题，所以我们叫可切除性判断。第四，还要专门有量化的储备功能。

10. 行肝切除的肝癌患者，生存率怎么样?

对于I期或者II期的，IIA这一部分肝癌五年的存活率可以到50%～60%之间。如果是肝移植病例，比较小的或者范围局限的肝癌，五年生存率甚至到70%～80%。外科手术切除和肝移植是目前的治愈性方法里面首位的疗效好的治疗手段。早中期肝癌五年复发率也在50%～60%，甚至更高。但是肝移植情况更好一些，五年复发率大概是10%～12%。

11. 肝癌手术治疗后还需要化疗、放疗吗?

肝癌对放化疗相对不敏感，早中期肝癌病人术后进行放化疗可以降低复发或者转移的几率。对于非根治手术后的病人，也就是有体内残留肿瘤病灶的病人，可以根据身体状态、病灶位置等因素，考虑给予放疗、化疗或者靶向治疗。

12. 除了索拉非尼，晚期肝癌患者常用的药物还有哪些?

晚期肝癌患者如果身体状况好，体能状况评分在0～1的，这可以选FOLFOX4方案进行化疗，也可以选择靶向治疗药物。到目前为止，肝脏的靶向治疗药物，一线是索拉非尼和仑伐替尼，二线是瑞戈非尼，还有其他几种治疗晚期肝癌的药。

13. 原发性肝癌需要放疗吗?

对于小肝癌（肿瘤直径≤5cm）行立体定向放射治疗可作为根

治性放疗。对于大肝癌（肿瘤直径＞5cm），放疗可减轻症状，改善生活质量。主要适用于肝门区肝癌的局部放射治疗，禁用于全身情况差或肝功能严重不良的患者，放疗过程中应定期随访肝肾功能及血常规。

14. 肝癌放射治疗期间，在饮食上有什么需要特别注意的吗？

因为肝癌患者都有肝炎，所以就有腹胀、消化功能不好等现象，所以在这个治疗期间建议患者要相对清淡饮食，不要吃生、冷、硬、刺激的食物。

15. 肝癌放射治疗有哪些方式？效果好吗？

放射治疗分内放射和外放射，内放射就是通过介入的方式，通过动脉插管的方式，把相应的带有放射活性的微粒，导入到把肿瘤的靶点和肿瘤部位，在局部既可以起栓塞的作用，又可以起局部放射治疗的作用。

16 肝癌的介入治疗是什么？

肝癌的介入治疗一般分为灌注化疗和栓塞治疗。灌注化疗：用动脉导管经过外周血管到达给肿瘤供血的血管，把药物直接注射到肿瘤组织，这样可以提高肿瘤组织内的药物浓度，从而起到杀死肿瘤的目的。栓塞治疗：把导管送达肿瘤的供血血管后，注射栓塞剂，阻塞肿瘤的供血，使肿瘤组织因缺血而坏死。临床上有时候会两种方法联合使用，以期达到最大程度杀死肿瘤的目的。

17. 肝癌介入治疗适用人群有哪些？

不能手术切除的中晚期原发性肝癌患者，或能手术切除，但由于其他原因（例如高龄、严重肝硬化等）不能或不愿接受手术的患者。

18. 肝癌介入治疗需要进行多次吗？

　　肝癌介入治疗的次数根据治疗的效果而定，一般从介入术后恢复 3 周以上复查。效果好的暂不作介入治疗，在肿瘤不进展的情况下延长治疗间隔，保证肝脏功能的恢复。在治疗间隔期，可利用磁共振成像（MRI）动态增强扫描评价肝脏肿瘤的存活情况，决定是否需要再次进行介入治疗。

19. 什么是肝动脉化疗栓塞治疗？它是如何治疗肝癌的？

　　这是微创介入治疗肝癌的主要手段，肝动脉是进到肝脏里边的主要的动脉血管，但是与此同时肝脏还有一个供血血管，叫做门静脉系统。肝脏是接受双重供血，但是正常的肝脏组织主要接受的是门静脉供血。肝癌的肿瘤组织，主要接受肝动脉的供血，我们可以利用这个特点，把肿瘤的供血动脉，就是肝动脉发出来的异常的血管，做栓塞，让肿瘤组织缺乏营养，然后坏死。因为正常的肝组织的肝动脉的供血是占1/3，是很少的部分，所以正常肝组织的营养不受影响，因此副作用就会比较轻，这样可以达到比较精准的主要针对肿瘤本身的治疗。

20. 肝癌的射频消融治疗是什么？

　　射频消融的主要原理是用高温有效快速地杀死局部肿瘤细胞，同时高热能使肿瘤周围的血管组织凝固形成一个隔离带，使血管不能向肿瘤供血，还能有利于防止肿瘤转移，是肝癌微创治疗中最常用的消融方式。

21. 肝癌射频消融治疗的副作用是什么？

　　常见的副作用为术后的发热，局部有一些不适、疼痛，这些都能在几天到一周之内恢复，不需要做特殊的处理。其他的并发症发生率非常低，包括出血、肠穿孔、感染、肿瘤的针道种植等。

22. 肝癌消融治疗效果好吗？

　　效果很好。微创消融治疗肝癌早期，如2cm以下的肝癌，消融治疗5年生存率绝对95%以上。如3cm以下的肿瘤，还有5cm以下的肿瘤，统计5cm以下的单发肿瘤和3cm以下的，不能超过3个肿瘤，消融治疗现在已经达到了1年生存率98%，3年生存率88%，5年生存率82%，效果很理想。

23. 肝癌患者做完消融治疗之后，怎样去判断效果？

一般术后第二天都要做常规CT扫描，看看坏死区域，一般一个月的时候需要做强化核磁，看是否消融得完全，是不是所有的肿瘤都坏死了，是残留率的问题，或者消融是否完全的判断。

24. 万一发现没有消融不彻底，还能不能做再一次消融？

可以再补一针，如果时间隔得久一点，比如一个月、两个月、三个月以后发现残留的，又复发了，可以再做射频消融，也可以核实病理，再做切除，以及再做介入等。

25. 哪些肝癌患者适合用抗体加上靶向联合治疗的方式？

（1）不能手术切除的晚期肝癌。（2）有一部分肝癌肝切除的病例，属于高危复发的。（3）肝切除还是肝移植的，甚至是降期成功的，有可能再反转复发、肝切除术后复发、肝移植术后复发、介入栓塞术后复发、射频消融以后复发的肝癌患者。靶向治疗预防以及靶向加抗体联合治疗预防，可以改善患者生活质量，延长生存时间。

26. 肝癌的免疫治疗都有哪些？

肝癌免疫治疗是目前最热的一个内容，目前免疫治疗涉及到实体肿瘤，尤其是肝癌涉及到8种免疫治疗，免疫治疗特别是涉及到PD-1、PD-L1抗体的，叫免疫阻断点抑制剂，叫PD程序化细胞凋亡抗体，目前治疗显示出非常好的效果，单用反应率15%~20%。

27. 中晚期肝癌选择什么方法治疗比较好？

中晚期肝癌主要靠综合治疗。虽然外科手术对中晚期肝癌能发挥一定作用，但手术的难度和风险往往比较高的，所以不建议首选手术切除。中晚期肝癌患者可以通过一些介入治疗，或者分子靶向药物的治疗，同时改善患者的肝功能，让肿瘤缩小，也叫降期，它创造手术切除的条件，所以中晚期肝癌患者要采取综合治疗为主的方法。

28. 肝癌患者晚期为什么会出现腹水？有什么办法减轻患者的痛苦？

肝癌患者的腹水原因比较复杂，基本上可以分成两大类：一种是由于白蛋白低导致的，因为人体的白蛋白是维持人体渗透压的非常重要的物质，白蛋白是通过肝脏产生的，肝脏肿瘤或者肝硬化，导致人体产生白蛋白的能力下降，然后就会导致腹水的产生。另外一个很重要的原因就是门静脉的堵塞，因为肝癌可以侵犯门静脉，堵塞以后，肠道的血液不能通过门静脉进到肝脏，也不能通过肝静脉回到心脏的，所以大量的肠道血液不能非常顺畅地回流，很多血浆等物质通过肠系膜渗出到腹腔里面。

解除门静脉梗阻的方法包括放疗、外科手术。腹水量很大可以穿刺放置引流管，把腹水放出来，但这只是一个临时的措施。少量的腹水，可以口服一定的利尿剂，让腹水的排出增加。

五、康复篇

1. 肝癌患者在饮食上，有什么需要注意的？

肝病的患者饮食首先提倡清淡的、容易消化的饮食，不吃霉变的食物，包括发霉的玉米、花生还有甘蔗。有肝硬化的患者不能摄入大量的蛋白质，否则会导致肝性脑病。基本的原则是食物要多样化，新鲜的水果蔬菜、优质的肉类、少量的脂肪、适当的碳水化合物，因为糖对人体维持能量还是非常重要的，还有维生素、矿物质。

2. 肝癌患者在生活上，需要注意些什么吗？

肝癌患者生活调摄非常重要。首先应该是心态的调摄。大家都知道怒伤肝，生气发脾气会伤肝，会影响到肝，影响人体的内分泌，导致激素等的紊乱，对肝脏的内环境是不利的。所以在平时生活当中，需要调理情绪，需要做到少生气，少发脾气。

3. 对于肝癌患者，平时也可以适度做一些锻炼吗？

可以，适当地锻炼或者活动，不要太过，过犹不及。肝脏是人体最重要的生命器官，肝脏有很重要的合成功能，合成身体所需要的各种营养物质。患者在高强度锻炼或者是劳动的时候，要消耗大量的营养物质，消耗营养物质势必会增加肝脏的负担，因为肝脏为了要维持人体这种状态，要努力去生产这些所需要的物质。肝癌患者不需要过多、过强的运动锻炼。

4. 肝癌患者的家属能为他做些什么？

在肝癌的治疗中家属也起到很重要的作用，首先应该给予患者精神、物质上的支持，开导患者、给患者战胜疾病的信心，鼓励患者接受适合的治疗方案，保持乐观的心态；其次，做好术前术后的护理工作，例如：给患者准备平常喜欢吃的饭菜（医生允许的食物）、多陪病人聊聊天、多参加社交活动等。

5. 肝癌术后患者需要复查吗？怎么复查？

肝癌术后的复查时间需要根据分期，治疗方案的选择，以及效果的评价，一般开始不宜间隔时间过长，通常建议两年内每三个月复查一次，两年后可以延长至半年一次。如果期间有不舒服的情况可以随时找医生。肝癌术后的检查项目包括：体格检查、血常规、肝功、肾功、甲胎蛋白（AFP）等；肝脏超声、CT 或者磁共振等检查。另外要根据病人的具体情况，适当调整检查项目。

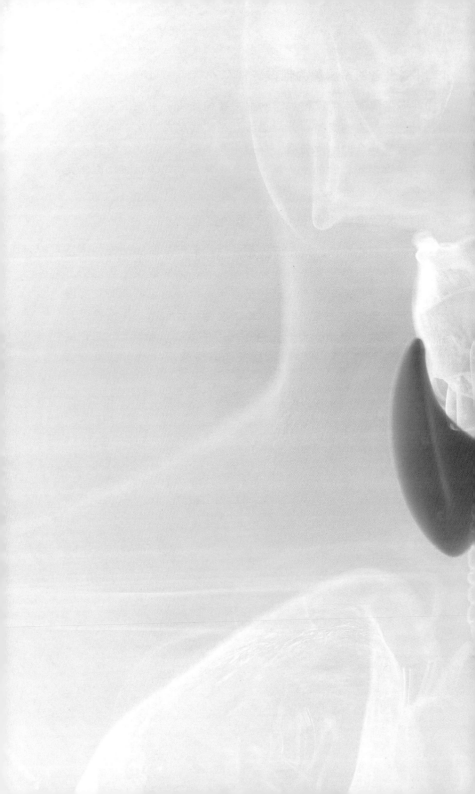

结直肠癌

一、结直肠癌的预防

1. 结直肠癌的发生哪些因素有关?

结直肠癌的发生与饮食结构、生活习惯、疾病、遗传等因素密切相关。

2. 为避免或减少结直肠癌发生应采取哪些措施?

(1)调整饮食结构,减少食物中脂肪的含量,特别是尽量少吃煎烤后的棕色肉类,平时的饮食应该尽量多摄入新鲜蔬菜、水果、纤维素等,合理饮食可减少大肠癌的发生。

(2)改变生活习惯,多参加有氧运动,体力活动可以影响结肠蠕动,有利于粪便排出,从而达到预防大肠癌的作用。另外需戒烟戒酒,吸烟饮酒是产生大肠腺瘤的危险因素,已经得到证实,所以减少吸烟及酒精摄入量有利于预防大肠癌。

(3)积极治疗癌前病变,大肠腺瘤患者、溃疡性结肠炎患者大肠癌发病率明显增加,尽早切除腺瘤、治疗结肠炎可降低大肠癌的发病率、死亡率。

减少吃肉尤其是红肉

增加蔬菜水果等纤维素

减少吸烟喝酒

减少久坐

二、院前科普篇

1. 什么是结直肠？

结肠和直肠组成大肠，它是消化系统的一部分。大肠的大部分由结肠组成，结肠是一根长约1.5m的肌肉管。结肠的各个部分根据内容物穿过其中的方式来命名。第一部分称为升结肠，它始于一个称为盲肠的小袋，未消化的食物从小肠进入这里，从腹部的右侧由下到上。第二部分称为横结肠，

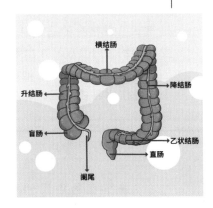

从右侧到左侧穿过身体。第三部分称为降结肠，从左侧下降。第四节因其呈"S"形而被称为乙状结肠，乙状结肠连接直肠，然后连接肛门。升结肠和横结肠统称为近端结肠。降结肠和乙状结肠称为远端结肠。

2. 结直肠的作用是什么呢？

食物经过小肠消化吸收后进入结肠，结肠会吸收水分和盐分。经过结肠后留下的废物进入直肠，即消化系统的最后15cm。储存在直肠直到通过肛门。肛门周围的环形肌肉（也称为括约肌）可以防止粪便排出，直到在排便期间放松使得大便排出为止。

3. 什么是结直肠癌？

结直肠癌（carcinoma of colon and rectum）胃肠道中常见的恶性肿瘤，早期症状不明显，随着肿瘤的

增大而发生排便习惯改变、便血、腹泻、腹泻与便秘交替、局部腹痛等症状，晚期则表现为贫血、体重减轻等全身症状。其发病率和病死率在消化系统恶性肿瘤中仅次于胃癌、食管癌和原发性肝癌。

4. 结直肠癌常见吗？

常见。结直肠癌是全球范围内第三位最常见的恶性肿瘤，也是第二位最常见的恶性肿瘤死亡原因。2018年全球结直肠癌新发病例约为180万，死亡人数约为88万。且本病发病率呈现明显的地区差异，经济发达地区的发病率显著高于欠发达地区。随着中国经济水平的发展，近年来中国结直肠癌的发病率有逐渐增高趋势。

5. 结直肠癌有哪些症状？

早期结直肠癌无明显症状，病情发展到一定程度才出现下列症状：排便习惯改变，如便秘、腹泻、大便次数增多等；大便性状改变，如变细、血便、黏液便等；腹痛或腹部不适，间断性感到隐痛、胀痛，定位不准确；腹部肿块，可于腹部病变部位触及腹部包块，多质地坚硬；肠梗阻，中

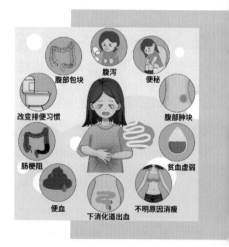

晚期患者多以不完全或完全性肠梗阻为首发症状，多表现为腹胀、腹痛、便秘等，完全梗阻时会加重，并伴有明显恶心、呕吐、停止排气、排便等急性肠梗阻表现；贫血及全身症状，如消瘦、乏力、低热等症状。

6. 结直肠癌与便血的关系是怎样的?

很多人有便血的症状后往往担心是不是得结直肠癌了,首先要了解便血量的多少,是便中带血还是便后有血,是黑便还是鲜血。其次,先不要紧张,很多疾病都可能会引起便血,比如痔疮、溃疡性结肠炎、消化性溃疡等。有便血的症状,提示身体健康出现了问题,建议尽快就医。

7. 出现肚子疼、大便不成形一定是结直肠癌吗?

不是。结直肠癌可能会出现肚子疼和大便不成形或者大便性状的改变,如果出现了上述症状需要尽快就医。但是其他良性疾病也可能会出现以上症状,如溃疡性结肠炎和克罗恩病等。

8. 结直肠癌常见的转移部位有哪些?

结直肠癌可以通过局部浸润、淋巴系统、血液系统转移到其他部位,常见转移部位有肿瘤临近器官、腹腔淋巴结或者浅表淋巴结、肝脏、肺脏、骨等部位,在复查或者随访时需要注意这些部位的检查。

9. 结直肠癌的病因有哪些?

目前结直肠癌的确切病因尚不明确,是饮食、疾病、遗传等多种因素共同作用的结果。饮食因素:高脂肪、高蛋白、低膳食纤维素的摄入,而脂肪能促进胆汁酸的合成,间接地抑制了肠道对胆汁酸的重吸收,使其在结直肠中的浓度增加,而高浓度的胆汁酸具有促癌作用。维生素缺乏:维生素是人体必要的营养物质,维生素的缺乏可引起多种疾病,包括肿瘤。肠道菌群失调:肠道菌群通过慢性炎症刺激促进结直肠癌发病,肠道菌群通过酶与代谢产物致癌。亚硝酸盐类化合物:亚硝酸盐类化合物广泛存在于食品添加剂及各类腌制食品中,属于致癌物质,可诱发多种器官肿瘤。疾病因素:溃疡性结肠炎、大肠息肉和腺瘤等疾病均与结直肠癌有关。遗传因素:遗传相关的结直肠癌的发病率约占全部病例的20%,即每100个结直肠癌的病例中,就有约 20 个病例与遗传因素相关。

10. 结直肠癌发病的高风险人群有哪些?

年龄超过45岁、喝酒、吸烟、肥胖、摄入过多蛋白质和脂肪、缺乏膳食纤维者、多吃红肉或加工肉、长期吸烟者、是非裔美国人或东欧血统、有结直肠息肉、患有炎症性肠病（克罗恩病或溃疡性结肠炎）、有家族性肠息肉病史或炎症性肠病病史者。

11. 结直肠癌会传染吗?

结直肠癌是不会传染的。

12. 结直肠癌会遗传吗?

有一定遗传倾向。遗传因素是结直肠癌的重要危险因素,有研究显示,结直肠癌一级亲属患病风险是普通人群的1.76倍。

13. 结直肠癌是经常便秘导致的吗?

便秘并不会导致结直肠癌,但也不能轻视。结直肠癌的危险因素有这些：50岁以上,有肠道息肉,有某些炎症性肠病,家族成员中有人患过结直肠癌,尤其是直系亲属；有吸烟、饮酒、常吃红肉、缺乏膳食纤维等不良生活习惯。便秘并不是结直肠癌的危险因素之一。如果担心自己有罹患结直肠癌的风险,可以在40岁以后开始接受结直肠癌肠镜检查,平均3~5年复查一次。若有发现腺瘤或恶变的息肉应及时切除,持续三年每年复查,然后每3~5年复查一次。

14. 结直肠癌是怎么发展起来的?

结直肠癌的发生主要因为结肠或直肠的内层细胞的异常生长,我们通常把这些异常的生长称之为息肉。随着时间的推移（通常是很多年）,一些类型的息肉会变成癌症,但并不是所有的息肉都会变成癌症。息肉转化为癌症的几率取决于息肉的类型。

15. 常见息肉类型有哪几种？

（1）腺瘤性息肉（腺瘤）：

这些息肉有时会转化为癌症。正因为如此，腺瘤被称为癌前状态。

（2）增生性息肉和炎性息肉：

这些息肉比较常见，但通常不是癌前病变。一些大（超过1cm）的增生性息肉患者可能更需要结肠镜检查。

（3）无蒂锯齿状息肉和传统锯齿状腺瘤：

这些息肉通常被当作腺瘤对待，因为它们转化为结直肠癌的风险更高。

16. 结直肠癌是如何发生扩散的？

如果息肉中形成癌症，随着时间的推移，它可以生长到结肠或直肠的壁上。结肠和直肠的壁由许多层组成。结直肠癌开始于最内层（黏膜），并可通过部分或全部其他层向外生长。当癌细胞在壁上时，它们可以生长成血管或淋巴管（运送废物和液体的微小通道）。从那里，它们可以移动到附近的淋巴结或身体的远处。结直肠癌的分期（扩散程度）取决于它在肠壁中生长的深度，以及它是否已经扩散到结肠或直肠之外。

17. 结直肠癌基本分期是什么？

0期：肠道最内层的极早期癌症。I期：癌症位于结肠内层。Ⅱ期：癌症已扩散到结肠肌肉壁。Ⅲ期：癌症已扩散到淋巴结。Ⅳ期：癌症已扩散到结肠外的其他器官。

18. 结直肠癌患者可以被治愈吗？

在许多情况下，早期发现结肠癌是可以治疗的。取决于癌症的阶段和其他因素。当在早期治疗时，许多人在诊断后至少存活

5年。如果结肠癌在5年内没有复发，则认为已治愈。I期，Ⅱ期和Ⅲ期癌症可能被治愈。

19. 大肠癌与结肠癌、直肠癌的关系？

大肠癌包括结肠癌和直肠癌，人体的消化道包括食管、胃、小肠和大肠。大肠癌就是消化道接近于肛门的这一部分大肠，产生的癌症就是大肠癌，发生在结肠的部分叫结肠癌，发生在直肠的部分叫直肠癌，放在一起统称为结直肠癌。

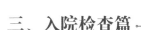

三、入院检查篇

1. 结直肠癌诊断需要做哪些检查？

首先，医生会进行体格检查：如浅表淋巴结情况、腹部检查、肛门指诊（尤其是怀疑直肠癌的患者）。其次，会进行实验室检查：血常规、便常规和潜血以及肿瘤标志物等检查，然后会行纤维结肠镜检查；对怀疑有肿瘤的部位进行活组织检查，也就是病理检查。确诊结直肠癌后，为了尽可能地明确分期，还会做 CT、磁共振或者超声等检查。

2. 结直肠癌术后造瘘了还能做肠镜吗？

可以。正常情况下，结直肠癌术后建议每年复查一次结肠镜，造瘘术后并没有明显的影响，肠镜检查时可以通过造瘘口进镜。

3. 结直肠癌常规实验室检查包括哪些项目？

（1）血常规：了解有无贫血。

（2）尿常规：观察有无血尿，结合泌尿系影像学检查了解肿瘤是否侵犯泌尿系统。

（3）大便常规：注意有无红细胞、白细胞。

（4）粪便隐血试验：针对消化道少量出血的诊断有重要价值。

（5）生化、电解质及肝肾功能等。

（6）结直肠癌患者在诊断、治疗前、评价疗效、随访时必须检测外周血癌胚抗原（CEA）、CA19-9；有肝转移者建议检测甲胎蛋白（AFP）；疑有腹膜、卵巢转移者建议检测CA125。

4. 结直肠癌患者需要进行MRI检查吗？

（1）推荐MRI作为直肠癌常规检查项目。对于局部进展期直肠癌患者，须在新辅助治疗前、后分别行基线、术前MRI检查，目的在于评价新辅助治疗的效果。如无禁忌证，建议行直肠癌MRI扫描前肌注射山莨菪碱抑制肠蠕动。对于有MRI禁忌证者，可行CT增强扫描。

（2）临床或超声/CT检查怀疑肝转移时，推荐行肝脏增强MRI检查（建议结合肝细胞特异性对比剂Gd-EOB-DTPA）。

5. 结直肠癌患者需要进行PET-CT检查吗？

不推荐常规应用，但对于病情复杂、常规检查无法明确诊断患者可作为有效的辅助检查。术前检查提示为Ⅲ期以上肿瘤，为了解有无远处转移，可推荐使用。

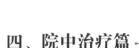

四、院中治疗篇

1. 结直肠癌怎么诊断?

对于有结直肠癌症状的人，需要去医院检查，确定诊断需要行结肠镜检查，对可疑部位进行病理活检，病理可以确定是否得了肠癌。

2. 结直肠癌患者需要到哪个科室就诊?

肿瘤科、消化内科、普外科、肛肠外科或胃肠外科。

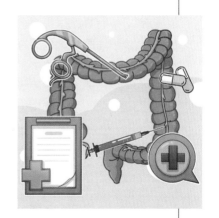

3. 结直肠癌怎么治疗?

根据确诊时的分期不同，治疗方案也有所差异，整体建议行多学科综合讨论制订合理的治疗方案。原则上早中期以手术治疗为主，可采用内镜治疗或外科手术切除病灶，术后根据病理分期确定是否联合化疗，部分直肠癌患者可能还需要放疗。晚期则是以化疗为主的综合治疗。

4. 结直肠癌治疗方式常见哪几种?

治疗取决于许多因素，包括癌症的阶段。可能的治疗方式包括：手术切除肿瘤、化疗杀死癌细胞、放射治疗以破坏癌组织、靶向治疗，防止癌症生长和扩散。

5. 结肠癌发生在左半部分和右半部分有什么区别？

（1）解剖位置：

左半结肠起源于后原肠，主要由肠系膜下动脉供血，静脉血由肠系膜下静脉流入脾静脉，再由门静脉流入左半肝脏。右半结肠起源于中原肠，主要由肠系膜上动脉供应，静脉血由肠系膜上静脉流入门静脉，进而进入右半肝。

（2）临床表现：

左半结肠管腔较小，左半结肠癌病理类型多见于浸润型，易导致管腔狭窄，大便通过困难，梗阻症状常见。临床表现主要表现为肠梗阻、便血、大便次数增多等肠刺激的症状。右半结肠管腔宽大，右半结肠癌病理类型以隆起型多见，体检时可扪及腹部肿块，右半结肠息肉能力强，肿瘤坏死合并感染时，可能出现中毒症状。临床表现为腹部肿块、全身症状腹胀、腹部隐痛、贫血等非特异性症状。

（3）转移器官：

左半结肠发生于胚胎后原肠，血液由肠系膜下动脉供应，静脉血经由肠系膜下静脉进入脾静脉，再经静脉到左半肝，故左半结肠癌比较易发生左半肝转移。而右半结肠发生于胚胎的中原肠，血液由肠系膜上动脉供应，静脉血经肠系膜上静脉主要回流入右半肝，故右半结肠癌多转移到右半肝。

6. 什么是低位直肠癌？

一般来说距肛缘15cm的肠管叫做直肠，也就是大肠的最后一段，最后15cm叫做直肠。直肠有三段的分法，有两段的分法，所谓三段的分法就是，15cm的直肠每5cm分成一段，上段的5cm叫上段直肠，离肛门最近的一段叫低位直肠，中间一段叫中位直肠，发生在低位直肠的癌症，就叫低位直肠癌。两段分法是以腹膜反折为界，分为上段直肠癌和下段直肠癌，这个用得比较少。

7. 为什么低位直肠癌在早期容易被误诊为痔疮？

（1）痔疮和直肠癌都是临床常见的疾病，两者发病部位相近：

直肠癌初期症状不典型，与痔疮的临床表现类似，如都有便血、排便困难、有脱落物等。因此，稍不留意就容易被混淆。

（2）大众缺乏科普卫生知识并且对直肠癌认识不足：

俗话说"十人九痔"，这让很多人认为痔疮是一种很有"群众基础"的常见病，一旦出现便血，大多以为是患上了"痔疮"，加上生活不良习惯、职业因素等，出现便血症状，就更容易自圆其说。未搞清原因，私自按"痔疮"治疗或未予重视。

（3）部分医务人员的医疗水平或临床经验有限：

对直肠癌认识不足，缺乏警惕，思路狭窄，考虑局限，忽视了腹泻便血的患者，排除其直肠癌的可能性，同时对临床检查不重视，特别是直肠指检。

（4）患者自以为痔疮：

部分患者去看医生，一开口就说自己得了痔疮，加上一些症状，先入为主地把它当"痔疮"来治，也没有细致进一步鉴别诊断。

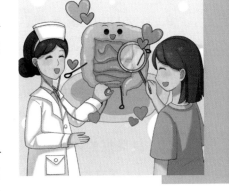

（5）对青年患者重视不够：

虽然直肠癌大多发生在50岁以上，但中国30岁以下的病例亦占10%～20%，并且呈持续上升趋势，因此青年人出现便血，也不能忽视直肠癌的排查。

（6）痔疮与肠癌同时存在：

虽然痔疮不会癌变，但可能与肠癌同时存在，此时往往只注意到痔疮，而忽视了肠癌。

8. 低位直肠癌患者能保留肛门吗？

低位直肠癌是否能保肛需要根据肿瘤的位置、肿瘤分化、肿瘤浸润深度等来定，具体分析如下：

（1）肿瘤位置：如果肿瘤距离肛门位置 > 5cm，治疗方法比较合理，是能够保住肛门的。但是如果肿瘤距离肛门 < 5cm，则多半是无法保留的。

（2）肿瘤分化：低位直肠癌的病理，若分化较好，低度恶性，未见转移和周围浸润，是可以保肛的；若分化较差，高度恶性，保肛后可能会引起再次复发和转移，因此不建议保肛的。

（3）肿瘤浸润深度：对于低位直肠癌，完善检查后，若肿瘤未侵犯肛门括约肌者可选择保肛。若肿瘤侵及肛门括约肌及肛提肌，往往不建议保肛。

9. 什么样的结直肠癌患者可进行内镜治疗？

内镜下切除或局部切除必须满足如下要求：①肿瘤直径 < 3cm。②肿瘤侵犯肠周 < 30%。③切缘距离肿瘤 > 3mm。④活动，不固定。⑤仅适用于T1期肿瘤。⑥高–中分化。⑦治疗前影像学检查无淋巴结转移的征象。

10. 结肠癌的内镜治疗是什么，有哪些方法？

结肠癌可在结肠镜下治疗。近年来随着技术的发展，治疗的方法也越来越多，可将肿瘤进行切除、凝固、汽化，或使之坏死、脱落，或治疗肿瘤引起的狭窄梗阻、出血并发症。临床常用的方法有以下几种：高频电刀黏膜切除法、热消融疗法、微波疗法、肿瘤局部注射、光动力治疗等，可根据具体情况和肿瘤的分期分型进行选择，也可采取两种和多种方法联合应用，提高疗效。随着结肠镜和内镜下治疗技术的发展，镜下治疗肿瘤的方法还将进一步增多，如125I离子植入、基因治疗等。

11. 早期大肠癌患者经内镜治疗后，需要注意哪些事儿？

观察大便是否颜色发黑，是否有血，因为在内镜下治疗后一周左右，很少部分的人可能会出现迟发性出血。观察有无腹痛，防止出现迟发性肠穿孔。注意饮食，从喝水开始慢慢过渡到正常饮食，少食含有油脂的食物，增加饮食中纤维素的摄入。

12. 结直肠癌手术方式有哪些？

0期结肠癌可以通过使用结肠镜切除肿瘤来治疗。对于I期，Ⅱ期和Ⅲ期癌症，需要更广泛的手术来切除结肠癌变的部分，称为结肠或直肠切除术。

13. 结直肠癌什么情况下可以手术治疗？

目前结直肠癌的治疗，临床上一般采取以手术为主的综合治疗原则。根据患者的全身状况和各个脏器功能状况、肿瘤的位置、临床分期、病理类型及生物学行为等确定治疗方案。以期最大程度地根治肿瘤、并保护脏器功能和改善患者生活质量。

14. 结直肠癌手术影响消化吗？

根据结直肠癌的病变部位不同，可能会对吸收功能产生一定影响，直肠癌手术多数不会影响消化和吸收。人的肠道有很强的代偿能力，多数情况下结肠癌术后患者很少会出现消化或者吸收功能障碍。

15. 结直肠癌术后为什么会拉肚子？

因为正常大肠具有将水分及盐类吸收至血管，凝固大便的作用。结直肠癌术后会造成结肠黏膜面积变小，所以大便在肠道停留时间短，里面的水分不能被完全重吸收，就会出现腹泻，比较常见。建议选择易消化、高蛋白、低脂肪食物，少量多餐。另外，部分患者在术后需进行化疗，因化疗药对肠壁有毒性作用，可损伤肠道上皮细胞，增加肠管蠕动，影响水分和营养吸收，从而出现腹泻。

16. 结直肠癌手术可能有哪些风险？

结直肠癌手术常见的风险有出血、腹腔感染、麻醉意外、肠梗阻；心脏、呼吸和静脉血栓栓塞，如肺栓塞；吻合口漏、伤口感染。在糖尿病、肥胖和免疫下降患者更易发生感染。

17. 结直肠癌手术后，饮食需要注意什么？

术后需要等到排气后才能进食。开始先是少量清淡少渣流食，逐渐增加进食量和食物种类，以易消化的食物为主，可适当进食蔬菜、水果，忌辛辣、油腻、冷食，根据恢复情况可以逐渐增加高蛋白、肉类食物。

18. 结直肠癌患者哪些情况下需要化疗？

根据治疗指南的建议，目前 Ⅱ 期伴有高危因素：组织学分化差（Ⅲ或Ⅳ级）、T4、血管淋巴管浸润、术前肠梗阻/肠穿孔、标本检出淋巴结不足（少于12枚）者需要化疗，Ⅲ 期及 Ⅳ 期病人需要化疗，具体还要结合病人的身体状态和意愿等情况。

19. 结直肠癌术后为什么还需要放疗？

情况和结直肠癌术后化疗类似，对于局部浸润范围较大或者有局部淋巴结转移的直肠癌病人需要术后放疗，一般针对于肿瘤距离肛门12cm以内的直肠癌。

20. 放射治疗期间如何进行皮肤护理？

放射治疗时会在皮肤上绘制颜色标记，不能轻易擦除它们。护理治疗区域：仅用温水轻轻清洗，不要擦洗；使用不会使皮肤干燥的温和肥皂，拍干皮肤，不要在治疗区域使用乳液、软膏、化妆品、香水粉等，不要将正在处理的皮肤暴露在阳光直射的地方，不要抓挠或摩擦皮肤；不要在治疗区域放置加热垫或冰袋。

21. 放射治疗期间发生胃部不适应该怎么办?

少食多餐,白天多吃,慢慢吃喝;不要吃油炸或高脂肪的食物,吃凉爽或室温下的食物,而不是温热或热的食物,较冷的食物气味会减少;选择气味温和的食物;尝试清澈的流质饮食,如水、清茶、苹果汁、桃花蜜、透明肉汤和普通果冻;吃清淡的食物,如干吐司或果冻。

22. 放射治疗期间发生腹泻应该怎么办?

不要吃生的水果和蔬菜以及其他高纤维食物、咖啡、豆类、卷心菜、全麦面包和谷物、糖果或辛辣食物;慢慢吃喝,不要喝牛奶或吃任何其他乳制品;当腹泻开始好转时,吃少量低纤维食物,如白米饭、香蕉、苹果酱、土豆泥、低脂白软干酪和干吐司。

23. 结直肠癌患者为什么有的还需要造瘘?

是否选择造瘘手术主要和肿瘤的部位、大小、距离肛门的距离等有关,医生通常会尽量采用非造瘘的手术,但是为了达到治愈的目的,有时需要行造瘘手术。一般手术前都会和患者及家属沟通,医生和家属应做好病人的思想工作。部分晚期患者,为了防止出现肠梗阻,或者已经出现了肠梗阻,可能会行姑息性造瘘术。

五、康复篇

1. 佩戴造口袋时应该注意什么？

佩戴造口袋可以做正常的活动，稍微改变饮食，注意皮肤酸痛。袋子是无异味的，正确佩戴时不会让气体或粪便泄漏出来。大约1/3满时清空它，大约每2～4d更换一次，或者按照护士告知的频率更换一次。

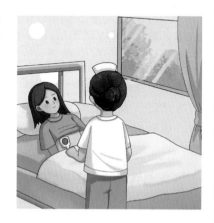

2. 更换造口袋时您需要准备哪些物品？

新袋、小袋夹、剪刀、干净的毛巾或纸巾、造口粉、造口膏或环形密封、皮肤湿巾、一张测量卡和一支笔。

3. 如何进行造口袋更换？

浴室是更换袋子的好地方。如果需要清空，请先将用过的袋子倒入马桶。防止感染：①用肥皂水洗手：一定注意手指之间和指甲下清洗，用干净的毛巾或纸巾擦干。②如果有 2 件式袋，用一只手轻轻按压造口周围的皮肤，然后用另一只手取下密封。

取下袋子：①保留与袋子一起的夹子，将旧的造口袋放入袋子中，然后将袋子放入垃圾桶。②用温肥皂水以及干净的毛巾或纸巾清洁造口周围的皮肤，用干净的毛巾擦干。

检查皮肤及密封：①检查皮肤：一点出血是正常的，皮肤应该是粉红色或红色的。如果是紫色、黑色或蓝色，请及时入院检查。②用特殊的皮肤擦拭周围，如果皮肤有点湿，请在潮湿或开放的部位撒上一些造口粉。③再次将专用湿巾轻轻拍在粉末和皮肤上。④让该区域风干1～2min。

测量造口：①使用测量卡找到与造口大小相匹配的圆圈大小，请勿将卡片碰到皮肤上。②如果使用2件式造口袋，请将圆形尺寸按到环形密封件的背面并切出此尺寸，确保切割边缘光滑。

附上袋子：①如果有2件式造口系统，请将袋子连接到环封条上。②将纸张从环形密封上撕下。③在密封件的孔周围喷上造口膏，或在开口周围放置特殊的造口环。④将密封件均匀地放在造口周围，将其固定几分钟，尝试将温热的毛巾放在密封件上，以帮助使其粘在皮肤上。⑤如果需要，请在袋子中放入棉球或特殊的凝胶包，以防止其泄漏。⑥连接袋夹或使用魔术贴关闭袋子。⑦再次用温肥皂和水洗手。

4. 什么情况下要及时就医？

如果造口闻起来很臭，有脓液从中流出，或者出血很多；造口发生变化，颜色改变，越来越长，或者凹陷进皮肤表面；造口周围的皮肤凸出，粪便中有血，发烧38.2℃或更高，或者有寒战；胃部不适或者呕吐，腹部疼痛或者浮肿或肿胀；连续4h没有气体或粪便了，袋子中收集的粪便量大大增加。

5. 结直肠癌患者如何进行复查？

（1）结肠镜检查：

在大多数情况下，在手术后一年左右进行结肠镜检查。如果结果正常，接下来通常大约每5年复查一次。如果结肠镜检查显示异常区域或息肉，则可能需要更频繁地进行结肠镜检查。

（2）直肠镜检查：

如果患有经肛门切除术切除的直肠癌（手术是通过肛门进行的），建议在治疗后的头几年里，每3~6个月进行一次直肠镜检查，在接下来的几年中每6个月左右进行一次。这样可以使医生仔细观察肿瘤所在的区域，看看癌症是否有复发的可能。

（3）影像学检查：

对于复发风险较高的患者，CT扫描可以定期进行，例如每6个月至1年一次，尤其是在治疗后的最初几年。切除肝脏或肺部肿瘤的人在最初几年可能每3~6个月扫描一次。

（4）肿瘤标志物的血液检查：

癌胚抗原（CEA）是一种称为肿瘤标志物的物质，可以在一些结直肠癌患者的血液中发现。如果CEA水平再次上升，则可能是癌症复发的迹象，需要进行结肠镜检查或影像学检查尝试找到复发部位。

6. 如何降低结直肠癌的复发？

（1）达到并保持健康的体重：

超重或肥胖（非常超重）会增加患结直肠癌的风险。

（2）保持活跃：

治疗后定期进行体育锻炼的人患结直肠癌复发的风险较低，死于结直肠癌的风险较低。身体活动也与生活质量的改善、身体机能和减少疲劳症状有关。

（3）健康饮食：

吃富含蔬菜、水果、全谷物、鸡肉和鱼的饮食的结直肠癌幸存者可能比那些吃更多精制糖、脂肪、红肉或加工肉类的患者活得更长，但目前尚不清楚这是由于对结直肠癌的影响，还是由于健康饮食的其他健康益处。

（4）酒精：

饮酒与患结直肠癌的风险增加有关，尤其是男性。对于饮酒的人，女性每天不应超过1杯，男性每天不应超过2杯。可以降低患结直肠癌的风险。

（5）戒烟：

吸烟的结直肠癌幸存者更有可能死于癌症（以及其他原因）。除了对结直肠癌风险的任何影响外，戒烟显然还有许多其他健康益处。

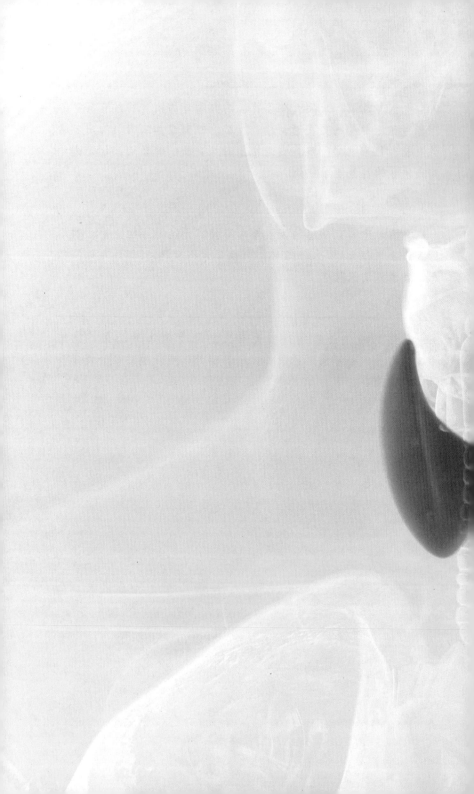

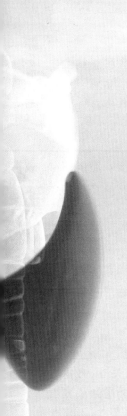

前列腺癌

一、前列腺癌的预防

1．如何调整饮食预防前列腺癌？

采用健康饮食习惯对预防前列腺癌至关重要。增加摄入蔬菜、水果和全谷物，同时减少红肉和饱和脂肪的摄入。此外，适量摄取富含Omega-3脂肪酸的食物，如鱼类、坚果和亚麻籽油，有助于降低患前列腺癌的风险。

2．如何保持健康体重预防前列腺癌？

保持适当的体重对预防前列腺癌也很重要。肥胖与前列腺癌的发生率相关性较高。通过良好的饮食和适度的运动来控制体重，可以降低患病风险。

3．定期体检如何预防前列腺癌？

定期进行前列腺特异抗原（PSA）测试和数字直肠检查，有助于早期发现前列腺癌。及早发现和治疗可提高治愈率，并降低病情恶化的风险。

4．健康生活方式如何预防前列腺癌？

保持健康的生活方式也是预防前列腺癌的关键。戒烟、限制饮酒，并避免长时间久坐等不良习惯，有助于降低患病风险。

5．学会应对压力如何预防前列腺癌？

长期的精神紧张和压力可能对前列腺健康产生负面影响。通过学习放松技巧，如冥想、运动、社交互动等，可以有效减轻压力并提升整体健康水平。

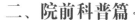

二、院前科普篇

1. 什么是前列腺？

前列腺是男性重要的性腺器官，位于耻骨联合后方、小骨盆内，膀胱之下及直肠之间，外形和栗子相似，属于外分泌腺。前列腺具备分泌和储存前列腺液的功能，其液体中还含有一种抗菌因子，对尿道有保护作用。正常男性每天分泌的前列腺液量是0.5～2ml，它是通过前列腺的腺管进入后尿道，最后随着尿液排出体外。同时，前列腺的储存功能，能够帮助男性储存一定量的前列腺液。前列腺液可与精子混合成精液。前列腺的构造因物种不同而有一定的差异，一个健康男性的前列腺长约3cm，重约20g。

2. 前列腺的生理功能？

前列腺能够分泌一种乳白色、弱碱性，同时包含酸性磷酸酶、纤溶酶在内的液体。该液体还是精液的重要组成部分，在精细胞生存、活动及女性受孕等方面发挥着重要作用。正常前列腺液中所包含的抗菌因子，对大多数致病菌都有抑制作用。此外，由于腺体的特殊结构，即腺体包绕在尿道外部，贴向膀胱颈，其环状平滑肌纤维参与了尿道内括约肌的形成，所以前列腺还具有协调、控制机体排尿的功能。由于尿道和射精管从前列腺组织内部通过，男性射精时，该腺体的平滑肌收缩，对男性精液的排出具有协助作用。最后，前列腺液含有$5\alpha-$还原酶，它能够帮助机体将睾酮转化为双氢睾酮，双氢睾酮在前列腺发育成熟及后期增生过程中发挥了决定性作用。

3. 什么是前列腺癌？

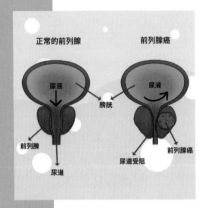

是指发生在前列腺的上皮性恶性肿瘤。前列腺可分为外周带、中央带、移行带和尿道周围腺体区，其形态如同"板栗"，但随着男性年龄增大而增大。所有良性前列腺肿瘤比如前列腺增生结节，大部分发生在移行带和尿道周围腺体。而前列腺癌则指前列腺的组织细胞受到致癌因素的影响从而发生的恶性增生，这些癌变结节常发生在外周带，其癌细胞可随着血液扩散到身体其他部分，最易转移的部位则是骨骼。

4. 前列腺癌会有哪些表现？

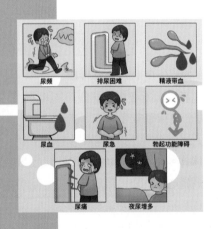

前列腺癌患者早期通常没有症状，但随着肿瘤的增长，尿道首先会出现排尿不畅等阻塞现象；若肿物侵犯患者膀胱颈，则会发生下尿路症状，严重者可能出现急性尿潴留、血尿、尿失禁等症状。肿瘤侵袭骨骼时，机体会出现相应部位的骨痛、病理性骨折、脊髓压迫等症状，严重者甚至会发生下肢瘫痪。

后期，患者也会有恶病质的表现，如消瘦乏力、低热、进行性贫血等。当肿瘤侵犯到包膜及其附近的神经周围淋巴管时，可出现会阴部疼痛及坐骨神经痛。骨痛作为晚期的常见症状，主要表现为腰骶部及骨盆的持续性疼痛，卧床时更为剧烈。

5. 前列腺癌有哪些类型?

前列腺癌按照病理类型进行划分,主要分为腺泡腺癌、导管内癌、导管腺癌、尿路上皮癌、鳞状细胞癌、基底细胞癌和神经内分泌肿瘤等。有腺泡分化的前列腺癌,称为经典型前列腺腺癌。医生可通过对腺泡分化和间质浸润程度的评估,确定肿瘤的生物学行为,为确定治疗方案提供依据。除了典型的前列腺腺癌以外还有一些特殊类型的前列腺癌,它们通常不形成经典型腺泡结构,因而难以采用Gleason分级标准去判断肿瘤的生物学行为、肿瘤的恶性程度以及最终的治疗方案。患者就诊时,即便医生能够通过临床诊断明确患者患有前列腺癌,也会建议其行前列腺穿刺活检,就是为了明确前列腺癌的类型和恶性程度,以便制订更详细的治疗方案。

6. 前列腺癌最易转移到什么地方,有什么特点?

前列腺癌最常见的转移部位是骨骼,超过70%的晚期前列腺癌患者会发生骨转移和骨相关事件(SREs)。骨转移及其引发的SREs,如脊髓压迫、病理性骨折等,会严重影响患者身心健康及生活质量。骨转移及其引发的SREs给患者带去的直观影响是疼痛,通常局限、间断发作,进行性加重数周以至数月,之后进展为剧烈疼痛,夜间疼痛较重。疼痛主要是因为骨骼被破坏造成的机械因素或肿瘤释放化学物质。少数患者以病理骨折为首发症状,且多发生于下肢。脊柱部位的骨转移常压迫脊髓、神经根或马尾神经,引起神经系统的症状,椎体的破坏还会导致脊柱不稳定。表现为持续存在并逐渐加重的隐痛、酸痛、剧痛,尤其以夜间疼痛更为明显。

7. 前列腺癌相关危险因素?

(1)前列腺癌的发生与年龄有关:40岁以下发病率较低,40~59岁发病率开始上升,60岁后发病率快速上升。

(2)前列腺癌家族史和乳腺癌家族史是前列腺癌的危险因

素，林奇综合征遗传病家族人群和携带乳腺癌易感基因突变者发生前列腺癌的风险高于普通人群。

（3）前列腺癌的危险因素主要有吸烟和肥胖。

（4）前列腺良性疾病（如前列腺炎、良性前列腺增生等）可能会增加前列腺癌的发病风险。

（5）过多摄入牛奶或相关乳制品、钙、锌可能与前列腺癌的发病风险有关。

8. 前列腺良性疾病包括哪些？

（1）前列腺炎：

前列腺炎通常是指一组疾病，包括急性细菌性前列腺炎、慢性细菌性前列腺炎、慢性前列腺炎等。急、慢性细菌性前列腺炎是因为前列腺受到各类感染而引发的炎症；而慢性骨盆疼痛综合征的症状主要包含骨盆区域疼痛、排尿异常、性功能障碍等，患者没有显著感染征象。

（2）良性前列腺增生：

前列腺增生是引起中老年男性排尿障碍最常见的一种良性疾病，症状取决于增生所引起的尿路梗阻程度、病变进展速度和是否出现并发症等，主要表现为尿频、尿急、夜尿增多、排尿分叉及进行性排尿困难等症状。随着男性年龄增长，其发病率会越来越高。

9. 前列腺癌在人群中常见吗？

前列腺癌作为老年男性泌尿生殖系统常见的恶性肿瘤之一，其发病率和死亡率分别位列全球男性恶性肿瘤发病和死亡谱的第2位和第5位，在欧美国家男性中分别居首位和第3位，在中国男性中分别居第6位和第7位。近些年来，随着中国人口老年龄问题的严峻性，前列腺癌的发病率和死亡率都在攀升。

10. 前列腺癌会遗传吗？

大量流行病学研究结果揭示，家族史是前列腺癌发病的重要危险因素。据统计，一级亲属患有前列腺癌的男性患病风险是普通人群的2.48倍，而一级亲属患多种肿瘤的男性患前列腺癌的风险则升至4.39倍。

11. 怎样预防前列腺癌？

除年龄、种族和遗传不可逆转外，自身可以通过改变饮食习惯来预防前列腺癌，比如增加水果蔬菜的摄入，限制热量，控制肥胖。

虽然具体的确定因素仍在探讨，但当下研究发现，高动物脂肪饮食是一个重要的危险因素。其他风险因素还包括维生素E、硒的摄入不足。而番茄因为含有强抗氧化的番茄红素被认为前列腺癌潜在的保护因子，另外绿茶也可能是前列腺癌的预防因子。

12. 何为"血PSA"？

PSA的中文名称叫前列腺特异性抗原，是前列腺上皮细胞合成的一种蛋白，PSA是前列腺癌最重要的肿瘤标志物。由于其只在前列腺组织中产生，所以被称为前列腺特异性抗原。当血液中PSA增多，可能是患癌的一种表现，也可能是前列腺增生肥大或前列腺炎引起。与直肠指检、经直肠前列腺超声比较，PSA具有更高的前列腺癌阳性诊断预测率，尤其能够提高局限性前列腺癌的诊断率。

13. "血PSA"有啥临床意义？

前列腺特异性抗原的正常值在4ng/ml以下，假如这个数值超过10ng/ml，患前列腺癌的概率可达到66%左右；4ng/ml以下发生前列腺癌的可能性比较小；4～10ng/ml之间为可疑区，发生率在30%左右。临床常用血PSA来筛查是否患有前列腺癌。对患有前列腺癌者，定期检查PSA有助于判断治疗效果。

三、入院检查篇

1. 如何诊断前列腺癌，有以下推荐方法？

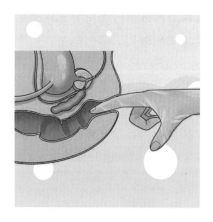

（1）直肠指检（digital rectal examination，DRE）：由于大多数前列腺癌都起源于腺体的外周带，DRE有助于早期诊断。

（2）前列腺特异性抗原（PSA）检查：广泛应用于临床，由于前列腺特异性抗原是前列腺癌最重要的肿瘤标志物，PSA检查改变了前列腺癌的整合诊疗模式。

直肠指检联合PSA检查是目前公认的早期疑似前列腺癌最佳筛查方法。对于可疑前列腺癌患者，通常采取直肠指检或PSA检查后再确定是否需要进一步前列腺穿刺活检。

（3）前列腺穿刺活检：前列腺系统性穿刺活检是当下诊断前列腺癌最可靠的金标准。

（4）CT检查：对早期前列腺癌诊断的敏感性不及MRI，应用CT检查的主要目的是帮助医生对肿瘤进行分期，了解肿瘤是否发生扩散，周围有无淋巴结肿大。

（5）MRI：可以检测腺体包膜是否完整，肿瘤有无侵犯周围组织或器官，同时还可以协助医生判断肿瘤分期。

（6）全身核素骨显像检查（ECT）：前列腺癌最常见的转移部位是骨骼，ECT检查比常规X线检查提前3~6个月发现骨转移灶，且敏感度很高。

2．前列腺癌肿瘤越大越危险吗？

前列腺癌的恶性程度、肿瘤局部浸润和远处转移的程度在一定意义上决定了前列腺癌的危险程度，故单纯的肿瘤大小与危险程度并不一定成正比。

3．前列腺穿刺活检的适应证？

（1）直肠指检发现患者有前列腺结节，或B超、CT、MRI发现患者前列腺出现任何异常影像，以及任何PSA值。

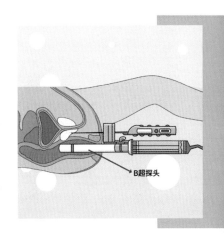

（2）PSA4~10ng/ml，或PSA>10ng/ml，任何fPSA/tPSA和PSAD值。

注意：PSA4~10ng/ml，如fPSA/tPSA、PSAD值、影像学正常，也应该嘱咐严密随访。

4．考虑前列腺癌需要做哪些全身性检查？

骨骼作为前列腺癌最常见的远处转移部位，患者可行全身骨扫描检查了解自身是否发生骨转移。全身骨扫描可比常规X线片提前3~6个月发现骨转移灶。另外可通过胸片、腹部彩超了解有无内脏转移。

5. 为什么有些前列腺癌患者需要做肺部CT?

前列腺癌常见的转移部位是骨骼，但部分患者也会出现肺、肝等部位的转移，对于胸片检查怀疑有转移的患者，需行肺部的CT检查。因为CT相比X片更加敏感，能发现早期微小病灶。

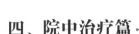

四、院中治疗篇

1. 前列腺癌主要治疗方式是什么？

与其他癌症相比前列腺癌最大的不同点就是治疗方式。男性体内雄激素含量过高是前列腺癌发生的原因之一，所以在前列腺癌治疗中最独特的治疗方式为"内分泌治疗"，即设法降低体内的雄激素含量。这种治疗方案作为其他治疗手段的基础，在大多数分期、分级的前列腺癌患者中都会应用。

2. 前列腺癌都需要手术治疗吗？

目前认为只要患者的身体条件能耐受手术，都可以选择手术治疗，包括局部的根治性前列腺切除或经尿道前列腺电切术。肿瘤患者接受治疗的理论基础就是"减瘤"，即减少局部肿瘤的数量，此方法对全身肿瘤的控制是有益处的。

3. 前列腺癌手术类型主要有哪几种？

当下，前列腺手术包括根治性前列腺切除术和双侧睾丸切除术。

（1）根治性前列腺切除术（radical prostatectomy，RP）是局限性前列腺癌最主要的治疗方式之一，其主要切除完整的前列腺、双侧精索、双侧输精管壶腹部和膀胱颈部。RP的主要目的是切除完整病灶的同时为患者保留控尿功能，并尽可能地保留患者的勃起功能。

（2）双侧睾丸切除术，患者接受手术去势是当下雄激素剥夺治疗前列腺癌的主要方式之一，该术式可以将患者体内的睾酮快速降至极低并保持在相应水平。目前临床上将<50ng/dl定义为达到去势水平，而手术去势可以<15ng/dl。此外，手术去势操作简单，几乎没有并发症。

4. 前列腺癌手术切除范围多大？

根治性前列腺切除术（RP）是治愈局限性前列腺癌最有效的方法之一。主要术式已由传统的开放性经会阴、经耻骨后前列腺癌根治术，发展为常规腹腔镜下前列腺癌根治术或机器人辅助腹腔镜前列腺癌根治术。前列腺癌手术切除完整的前列腺、双侧精索、双侧输精管壶腹部和膀胱颈部，大部分患者还需进行盆腔淋巴结清扫。

5. 前列腺癌术后恢复如何？

当下前列腺癌手术均为微创，只需在腹部"打4～6个洞"就可以完成前列腺癌根治性手术，部分综合性大医院还会使用"机器人辅助腹腔镜"开展前列腺癌根治术。患者术中出血少，术后恢复快。不同医院手术时间及术后恢复时间不同，一般术后恢复需3～10d。

6. 前列腺癌患者围手术期处理包括？

（1）术前处理：

①术前准备：除完善常规手术评估检查，血、尿、粪三大常规检查，胸部X线片、肺功能及心电图检查评估患者是否耐受手术外，了解诊疗方案减轻恐惧。吸烟者术前2周应该停止吸烟，长期服用阿司匹林等非甾体抗炎药的患者术前10d停药。术前1d流质饮食，术前12h禁食禁水，术晨清洁灌肠。

②抗菌药物：根治性前列腺切除术切口属于Ⅱ类切口，可以术前2h预防性应用抗生素。

（2）术后一般处理：

术后可以短期给予静脉营养支持，一般术后排气或者患者肠鸣音恢复后即可逐步开始流质饮食，倘若术中发生直肠损伤，则应严格禁食。为预防患者发生下肢静脉血栓，术后早日主动或者被动活动下肢。术后一般使用3~5d抗生素。

（3）术后并发症的处理和预防：

①直肠损伤：术中处理前列腺尖部及Denonvilliers筋膜时可能会损伤患者直肠。术后保持引流通畅，配合使用广谱抗生素预防感染发生，适当延长进食及导尿管拔除时间，保持导尿通畅。

②尿漏：引流管引流尿液时长超过6d则可以诊断为尿漏。患者出现这种情况应当延长导尿管留置的时间并保持尿液引流通畅。

③尿失禁：患者在术后的早期常常有尿失禁发生，但通常情况较轻。

④勃起功能障碍：是前列腺癌术后最常见的并发症。当前列腺癌侵犯血管神经时，出于完整切除肿瘤的需要，患者术后常常出现勃起功能障碍，可以采用药物治疗配合负压真空吸引进行治疗，如果疗效甚微，还可以借助手术行阴茎假体的植入。

⑤吻合口狭窄及尿潴留：多数为吻合口瘢痕挛缩所致，多数患者可以通过尿道扩张进行治疗。

7. 有转移的前列腺癌还能手术治疗吗？

既往转移性前列腺癌一般选择内分泌治疗，但随着医学发展，转移性前列腺也可以行前列腺局部治疗，如前列腺切除手术或前列腺放疗，转移部位也可以行手术切除或姑息性放疗。

8. 前列腺癌术后影响生活质量吗？

前列腺癌术后可能会出现尿失禁和勃起功能障碍等并发症。尿失禁一般为暂时性的可以恢复。前列腺癌根治性切除术后一般不需"改道"，术后患者还是以手术前的方式排尿。有部分患者手术后会出现"尿失禁"，即尿液不自主地向外流，一般通过后期的训练都能恢复正常排尿，恢复期大约在1～6个月，最长的也在一年内。勃起功能障碍主要与患者肿瘤的分期、分级有关，肿瘤分期、分级越早保留性功能的可能性越大。如果前列腺癌未侵犯勃起神经血管束，术后阴茎勃起功能会得到保留和恢复；如果前列腺癌侵犯勃起神经血管束，为了彻底切除肿瘤，则不能保留神经。这样术后患者的性生活将会受到影响。

9. 什么是前列腺癌的内分泌治疗？

前列腺癌内分泌治疗是基于前列腺癌细胞的雄激素依赖性，通过降低患者体内的雄性激素。患者可以通过药物抑制睾丸分泌雄激素，同时服用抗雄激素药物，让少量产生的雄性激素不产生作用。目前前列腺癌内分泌治疗可以分为经典内分泌治疗和新型内分泌治疗。

10. 前列腺癌内分泌治疗药物有哪几类？

（1）经典内分泌治疗：

去势治疗雄激素及其类似物：具有抑制睾酮分泌、阻断雄激素与其受体结合及细胞毒性作用。代表药物有己烯雌酚（diethylstibestrol，DES）。黄体生成素释放激素类似物（LHRH-α）：通过持续作用于垂体的LHRH受体使其出现脱敏现象而功能低下，进而抑制睾酮分泌。临床上应用的制剂有亮丙瑞林（商品名为抑那通）、戈舍瑞林（商品名为诺雷得）、曲普瑞林（商品名为达菲林）。LHRH-拮抗剂：竞争性结合腺垂体LHRH受体，迅速降低血清睾酮水平，代表药物有地加瑞克。

（2）新型内分泌治疗：

阿比特龙、恩杂鲁胺、阿帕他胺和达罗他胺。

11. 服用内分泌药物治疗有什么副作用？

内分泌治疗有多种不良反应，主要是由于体内雄激素水平的下降，雌激素水平相应升高所致。包括潮热、性欲减退、勃起功能障碍、阴茎和睾丸萎缩、肌肉质量和强度减弱、疲劳、贫血、乳房发育和胀痛、抑郁和情绪波动、脱发、骨质疏松、肥胖、胰岛素抵抗，血脂改变的发生率更高，糖尿病、心血管疾病的风险也很高，长期可引起认知功能减退。

12. 哪些前列腺癌需要行化疗，常见的化疗药物有，化疗副作用大不大？

2016年美国和欧洲的泌尿外科指南推荐有转移的前列腺癌患者选择化疗联合内分泌治疗，采用此方案的患者可比没早期化疗的患者提高近2年的生存时间，还有部分患者在出现内分泌治疗耐药后行化疗。早期常见的化疗药物包括环磷酰胺、氟尿嘧啶、雌莫司汀、依托泊苷、长春瑞滨、多柔比星、顺铂、卡铂等。越是晚期的患者化疗的副作用越大，因此推荐患者早期行化疗，此时化疗效果更好，副作用更少。

13. 前列腺癌可否行放疗，其疗效如何？

放疗在前列腺癌治疗中占有重要地位，根据治疗方式主要有外放疗和近距离放疗；根据放疗目的又可分为根治性放疗、辅助放疗、挽救性放疗和姑息性放疗等。早期可行根治性放疗，放疗效果可与外科手术切除相媲美。手术后可预防性放疗前列腺窝及淋巴管引流区，外科手术后复发时还可以行挽救性放疗。晚期还可行减瘤放疗或姑息减轻症状的放疗，既可以减轻症状，又可以适当控制肿瘤。

14. 前列腺癌患者除以上治疗方式外还可以接受哪些治疗？

患者还可以选择免疫治疗，如冷冻、高能聚焦超声、光动力、射频、电穿孔等新技术。

15. 不能手术的晚期患者怎么改善生活？

不能手术的晚期前列腺癌，诊断明确后，需要接受内分泌治疗。经内分泌治疗后可减少副作用的发生、减轻疼痛，延长生存时间；另外还可以选择前列腺姑息性放疗或局部减症放疗，对减轻疼痛有明显益处，从而尽量改善生活质量。

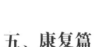

五、康复篇

1. 前列腺癌做完手术有复发的可能吗？

前列腺癌患者手术后仍有复发和远处转移的可能性，因此医生需要为患者制订个体化的治疗方案和随访计划，密切关注前列腺癌患者术后的康复情况。

2. 在预防前列腺癌饮食上的注意事项？

根据前列腺癌相关危险因素，建议患者多食用富含植物蛋白的大豆类食物、多食用洋葱、饮用中国绿茶、适当提高饮食中微量元素硒和维生素E的含量。

3. 前列腺癌治愈性治疗后复查的项目有什么？

前列腺癌的治愈性治疗指根治性前列腺切除术和根治性放疗（包括外照射或近距离照射）或者这些治疗方案的联合应用。患者成功实施根治性前列腺切除术6周后检测不出PSA，如PSA仍然升高说明体内有产生PSA的组织，即存在残留前列腺癌病灶，需要进一步评估病情并提出合适的诊疗方案。所以术后需要定期复查（一般包括直肠指检、血PSA、肝功、肾功能，血糖）。不过有时PSA升高，并不意味着生化复发，同时生化复发并不意味是局部复发。因此这些患者必要时行影像学检查，为开展挽救性局部治疗提供诊断依据，需要敏感的影像学方法检测局部和远处病灶。

4. 前列腺癌术后随访方案?

首次随访主要检查与上次治疗相关的并发症,如手术后有无尿失禁、肠道症状以及性功能状态等。医生可以根据肿瘤或患者的特点对随访方法做出相应修改,对于肿瘤分化不好、局部进展的肿瘤或手术切缘阳性的患者应该随访的更加严密。在对无症状的患者监测中,排查前列腺癌有关的临床表现、血清PSA浓度等为常规随访方法,还可根据病情定期(每3~6个月)开展必要的影像学检查,从而评估有无局部复发及远处转移。

5. 前列腺癌内分泌治疗后的患者如何随访?

内分泌治疗后3个月和6个月的PSA水平和预后相关。PSA水平越低,治疗反应的持续时间可能更长。监测项目有PSA水平、肌酐、血红蛋白、肝功、骨扫描、超声、胸部X线和血清睾酮水平。

6. 前列腺癌随访的意义是什么?需要终身随访吗?

定期检查,早期发现病情发展变化,早期、及时更改治疗方案。前列腺癌是一个"慢性病",需要终身复查,医生会根据患者病情稳定的程度选择复查的内容及间隔时间。

7. 哪些患者存在较大的复发危险?

存在高危因素的患者有较大的复发危险,即血清PSA浓度 > 20ng/ml、分期 > T2c、Gleason评分 > 7分、淋巴结阳性和切缘阳性。

8. 前列腺癌复发的指征有哪些?

不同的治疗方式后出现复发的定义不一样,复发常指前列腺根治性切除术或根治性放疗治疗后肿瘤复发。其中根治性手术后生化复发定义为血清PSA浓度 > 0.2ng/ml,而根治性放疗后生化复发定义为血清PSA浓度 > 2ng/ml。另外还有局部复发或远处转移,这都需要根据影像学结果来评估。

9. 前列腺癌治愈性治疗后的常见问题及其处理方法？

（1）性功能障碍：若患者患有器质性疾病要积极治疗原发病，药物引起者则需要停用药物。①性教育及心理治疗：加强性知识指导，消除对性问题的疑虑和恐惧。②性行为治疗：熟悉性交过程，提高患者对性反应的自身感觉。③药物治疗：首选PDE5抑制剂。④物理治疗：电动按摩器促进男性射精。⑤手术治疗。⑥中医治疗。

（2）尿失禁：患者可以采取例如盆底肌训练等保守治疗方法。

（3）持续性腹泻：禁忌辛辣刺激、生冷硬、粗纤维食物的摄入，多卧床休息，必要时可给予静脉营养支持。

（4）直肠出血：抗感染止血治疗。

（5）放射性膀胱炎：行尿常规及尿培养检查后对症治疗。

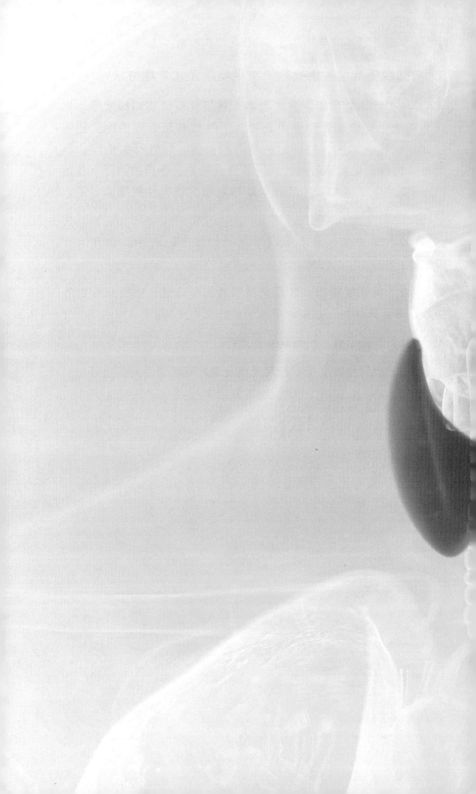

宫颈癌

一、宫颈癌的预防

1. 宫颈癌病因预防包括哪些？

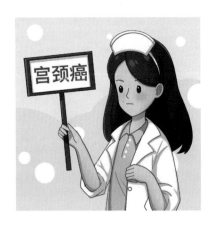

宫颈癌的病因虽不完全清楚，但已知许多因素和其密切相关，可以针对这些因素加以控制，如提倡晚婚、禁止早婚和性生活紊乱、实行计划生育、加强性道德及性卫生教育、积极防治与宫颈癌发生有关的疾病等。另外要加强环境保护、适宜饮食、适宜体育，以增进身心健康，提高免疫力。宫颈癌病因预防的概念必须列入成年人及青春期健康教育中，必须从思想上重视此种教育。要强调男性在减少性伴侣患宫颈癌危险性中的责任，妇女本身同样也有责任。对男性的教育也应从青春期开始。

2. 临床前宫颈癌预防及"三早"预防包括哪些？

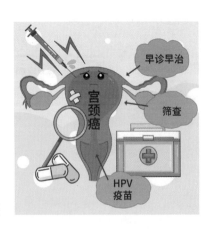

宫颈癌三早预防包括即早发现、早诊断、早治疗。其目的是防止初发疾病的发展。宫颈癌的发生和发展有

一个渐进的演变过程，时间可以从数年到数十年。一般认为这个演变过程经过这样几个阶段：增生、不典型增生、原位癌、早期浸润、浸润癌。因此在人群中对已婚妇女进行定期普查，发现癌前病变及早期癌及时诊断和治疗，会有效预防宫颈癌的发生并降低其死亡率。

3. 宫颈癌的早期信号包括哪些？

（1）白带增多，初期可无异常气味。

（2）白带异常，可以混有血性，伴有恶腥味。

（3）阴道不规则出血，多见于性交出血，下腹用力后出血，绝经后出血。

（4）子宫颈癌发展后，可能发生小便刺激症尿频尿急及大便带血，也可能引起盆腔和下肢疼痛，下肢肿胀等症状。

4. 哪些人群应做妇科防癌检查？

每隔2～3年应做一次妇科防癌检查的人群。18岁以前性交、结婚者，性生活紊乱、性交频繁以及性病患者，早婚多次生育者，有宫颈炎症和糜烂者，性交后阴道出血，绝经以后阴道有分泌物，尤其是血性分泌物者；35岁以上，没有任何症状者，也应定期作常规检查。必要时行TCT、阴道镜及宫颈活检等。

5. 疫苗接种可以阻断HPV感染预防子宫颈癌的发生吗？

HPV疫苗预防性接种HPV疫苗，从而预防宫颈癌的发生，实现一级预防。接种疫苗建议选择正规的医疗机构。

6. 治疗癌前病变可以预防子宫颈癌的发生吗？

高危型HPV持续感染是引起宫颈癌前病变和宫颈癌的基本原因，其他相关影响因素有早年分娩、多产、高危男性伴侣以及机体免疫功能抑制等。如发现宫颈糜烂等癌前病变要及时治疗。目前对宫颈癌前病变的治疗方法还有多种，如宫颈电烧、电烤、冷冻、激光治疗等。

7. 在日常生活中怎样预防宫颈癌？

预防宫颈癌应该从生活方式入手，减少接触感染的机会，避免免疫力下降。婚产因素、宫颈糜烂、包皮垢、性行为、性传播、性疾病是宫颈癌发病的危险因素，针对这些危险因素，可采取以下措施：

（1）定期做妇科检查，定期做宫颈刮片检查，如果发现宫颈刮片异常时应及时处理。

（2）注意经期、孕期、产褥期卫生保健，养成良好卫生习惯。

（3）如果长期白带增多或有异常阴道出血，应立即去医院检查，以排除宫颈癌前病变和早期宫颈癌。

（4）注意性生活卫生，避免性生活紊乱。男性阴茎包皮过长者，建议做环形切除。

（5）提倡晚婚及少育。

二、院前科普篇

1. 什么是子宫颈？

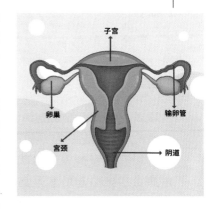

子宫颈也称宫颈，是女性生殖器官——子宫的组成部分。幼儿时期，宫颈长于宫体，随着激素的改变，性发育成熟，宫颈逐渐变长，发育成熟的育龄期妇女宫颈长2.5～3cm，宫颈与宫体比例约为1：2。宫颈为圆形柱状体，质地软，外表光滑，可以分为阴道部和子宫部。宫颈管腺体自身分泌黏液，并随激素改变而发生周期性变化。

2. 子宫颈有哪些功能？

宫颈有重要的防御功能，是一个阻止外源性微生物入侵宫体及盆腔的屏障。同时也是一个通道，既可以输送精子抵达输卵管受精，又能将宫腔分泌物及经血排出。输卵管、卵巢脱落细胞可以通过宫颈到阴道，这样也利于妇科疾病的诊断。

3. 宫颈有哪些常见的病变？

宫颈病变包括炎症、损伤、肿瘤、畸形以及子宫内膜异位症等在内的，以及发生在宫颈范围内的各种病变。狭义上的宫颈病变则是从妇科肿瘤角度描述，包括宫颈上皮内病变（也称宫颈癌前期）和宫颈癌。宫颈上皮内病变又可以分为低级别上皮内病变和高级别上皮内病变。宫颈癌包括各种类型的宫颈恶性肿瘤，有宫颈鳞癌、宫颈腺癌、宫颈小细胞癌、宫颈原发性恶性黑色素瘤、宫颈肉瘤及淋巴瘤等，其中宫颈鳞癌是宫颈癌中最常见的恶性肿瘤。

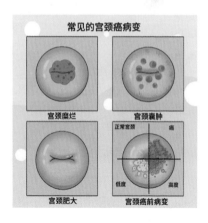

4．宫颈癌是由宫颈糜烂发展来的吗？

所谓的宫颈糜烂可以分为三种情况：第一种宫颈糜烂是一种生理表现，没有临床症状。第二种是由一些物理的、化学的或者普通的感染引起的宫颈改变，在医生的眼中是一种病态，患者本人可以有也可能没有症状。第三种是由于特殊的病毒即人乳头瘤病毒感染引起的宫颈病变甚至宫颈癌，但外观上表现为宫颈糜烂。

5．什么是宫颈息肉？

宫颈息肉是宫颈慢性炎症的一种表现。长期各种原因的慢性炎症刺激，导致宫颈管黏膜增生而引起的局部炎性疾病。宫颈组织具有排除"异己"的倾向，慢性炎症反复发作使增生的黏膜逐渐自基底部向宫颈外口突出而形成息肉。

小的宫颈息肉没有什么症状，不痛也不痒，隐蔽性比较强，只是在妇科检查时被偶然发现。较大的息肉会造成非经期阴道出血，尤其在同房后。宫颈息肉造成的出血没有规律性，可发生在任何时候，出血量不多，多为白带中有血，常常是点滴状出血或者白带有血丝，一般不会达到月经量。

6．宫颈良性肿瘤有什么临床表现？

宫颈良性肿瘤多发生于生育年龄妇女，主要症状有白带增多、颜色发黄，部分患者月经量增多、出现血凝块，也可出现接触性阴道出血或不规则阴道出血。平滑肌瘤较大时可压迫膀胱或直肠，出现尿频、尿急、盆腔痛、排便时肛门沉重下坠感或大便变细、排便困难等情况，腺肌瘤可能有痛经症状。

7. 什么是子宫颈癌？

子宫颈癌是指在宫颈下端宫颈口附近发生的恶性肿瘤，是由癌前期病变逐渐发展而来的，其发生和发展往往经历较长时间。子宫颈癌以鳞状上皮细胞癌为主，占90%，腺癌仅占5%～10%，鳞癌与腺癌在外观上并无特殊区别，一般都长在宫颈阴道部或颈管内。

8. 子宫颈癌的特点是什么？

中国发病率有明显性的地区差异，其中农村的发病率要远远高于城市，高原地区的发病率也要远远高于平原地区。目前已知，宫颈癌与人乳头瘤病毒（HPV）感染密切相关。根据肿瘤年报统计数据，宫颈癌有发病和确诊年轻化的趋势。

9. 宫颈癌有哪些症状？

早期宫颈癌，宫颈外观没有明显异常，一般依靠子宫颈细胞学检查进行诊断。当疾病发展到一定阶段后，可能有以下症状：

（1）最早出现的症状可能是性交后有少量出血，或月经不规则，或是绝经后又出血。出血量根据病灶大小、侵及间质内血管情况而不同，如侵袭大血管可引起大出血。

（2）随着病情的发展，肿瘤逐渐增大，病人有白带增多。如果癌组织已经坏死、感染，会排出较多混有大量米汤样或脓性恶臭白带；晚期出血量增多，甚至因较大血管被侵蚀而引起致命的大出血。肿瘤局部可呈菜花样、结节型或溃疡状，当肿瘤坏死脱落后则呈空洞状。

（3）当癌瘤侵犯膀胱时，可引起尿频、尿痛或血尿，甚至引起尿闭及尿毒症，是死亡的主要原因之一。若癌瘤侵犯直肠，常有里急后重、便血或排便困难，甚至形成直肠阴道瘘。当癌瘤浸润到宫颈旁组织和骨盆壁，就会出现严重的持续性的腰骶部及下肢疼痛。肿瘤压迫或累及输尿管时，可引起输尿管梗阻、肾盂积水及尿毒症。

（4）晚期患者由于长期消耗，可有贫血、恶病质等全身衰竭的症状，会极度消瘦。

10. 目前中国宫颈癌的发病现状？

在我们国家宫颈癌的发病率相对一些发达国家还是比较高的，妇科最常见的三大恶性肿瘤：宫颈癌、子宫内膜癌和卵巢癌，而宫颈癌是排在这三大妇科常见肿瘤的第一位。

11. 宫颈癌多发于什么年龄段？

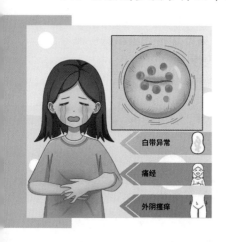

宫颈癌广泛发病于成年女性各个年龄段，从癌前病变再发展到癌一般需要十年到二十年的时间，宫颈癌发病主要年龄段为：40～50岁，癌前病变的高发年龄段为：30～40岁。

12. 宫颈癌的高危因素有哪些？

宫颈癌的高危因素主要是高危型人乳头瘤病毒（HPV）持续感染和宫颈上皮受损，各种原因引起的宫颈上皮受损均可导致宫颈病变的发生。

（1）HPV感染。

（2）其他生物学因素：沙眼衣原体、单纯疱疹病毒Ⅱ型、滴虫等病原体的感染在高危HPV感染导致宫颈癌的发病过程中有协同作用。

（3）其他行为因素：吸烟、营养不良、卫生习惯不良、不洁性生活等也与宫颈癌的发生相关。

（4）营养、维生素与微量元素：某些维生素及微量元素的缺乏可能也与子宫颈癌的发病有关。

13. 性行为与宫颈癌有关系吗？

HPV的持续感染是宫颈癌的病因之一，这是一种主要通过性行为传播的病毒。许多研究也证实性混乱、初次性交年龄较早、多个性伴侣与宫颈癌密切相关。由此可见，性行为的特点与宫颈癌密切相关，容易增加女性感染人乳头瘤病毒的机会。

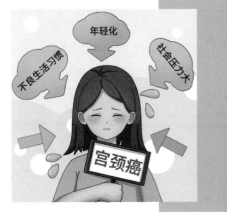

14. 感染HPV病毒一定会得宫颈癌吗？

其实HPV病毒发现了有一百多种，但真正引起人的生殖系统病变的30多种。根据其致病力的大小，HPV又可分为高危型和低危型两种。宫颈癌的发生主要由高危型的HPV亚型引起，像最常见的就是HPV16和HPV18型，它大概导致了宫颈癌的70%～80%。

15. 感染了HPV病毒怎么办？

目前HPV感染在年轻女性中感染率是相对非常高的，大概女性一生中，感染HPV病毒的几率能到80%以上，但幸运的是大多数女性在感染HPV病毒以后一般在八个月到两年之内，都可以通过自身的抵抗力把病毒完全清除掉。

16. HPV病毒如何预防？

HPV的感染主要还是通过性传播的，过早的性生活、多个性伴侣，容易造成交叉感染，从这方面预防完全可以起到一个很好的效果。HPV大部分人可以自行消退，说明跟自身免疫力相关的，要改掉不健康的生活方式。

17. 发现癌前病变应该如何治疗？

从子宫颈活组织的病理组织学变化来看，如果子宫颈活检鳞状上皮中发现有不典型增生，则称之为癌前病变。虽然并非所有的不典型增生均会发展为子宫颈癌，如不予治疗，有10%~15%的轻中度和75%的重度不典型增生将会转变为浸润癌。但对病理活检为重度不典型增生病灶者，因癌变的可能性大，应考虑行子宫全切术，术后还需定期随诊，以免复发或漏诊。

18. 宫颈癌的危害有多大？

如果是早期发现，大部分人是没有任何症状的，治疗效果也是挺好的；如果到了晚期治疗效果就很差了，还容易复发，五年治愈率就很低了，有可能（癌症分期）四期的不到30%~40%。

19. 子宫颈癌是否会传染？

子宫颈癌本身不会传染，因为是机体正常细胞异常分化发展的结果。但是子宫颈癌的其中一个诱因是病毒感染，病毒具有传染性。

20. 为什么要进行宫颈癌筛查？

宫颈癌是在HPV持续感染的作用下，经由宫颈低度鳞状上皮内瘤变、高度鳞状上皮内瘤变再发展为早期浸润癌，最后发展为浸润性宫颈癌。通过筛查可早期发现宫颈上皮内瘤变，治疗上皮内瘤变和早期癌。如果能在癌前期和早期阻断宫颈癌的发展，就能够大大提高疗效，减轻治疗的痛苦。

21. 宫颈癌的筛查策略是什么？

小于21岁女性：无需筛查。21~29岁女性：单独细胞学筛查，每3年一次。30~65岁女性：细胞学+HPV联合筛查，每5年一次。大于65岁女性或子宫全切术者：需要根据过去20年内情况，评估筛查方案。

22. 70岁有必要参加宫颈癌筛查吗？

宫颈癌的高发年龄在30～50岁，但50、60岁以上的宫颈癌患者也屡见不鲜，需终身防治。中国已在大部分地区推广了宫颈薄层液基细胞学（TCT）技术作为宫颈防癌普查措施，有条件的地区更是采用了宫颈TCT和人乳头瘤病毒（HPV）联合筛查技术，检测更为全面确切，且价值更高。因此，中国癌症筛查指南和专家共识建议，妇女宫颈癌筛查的终止时间是70岁以后，10年内有连续3次以上宫颈细胞学检查正常。

23. 预防宫颈癌需要做哪些检查？

有条件的患者提倡TCT（宫颈液基细胞学检查）和HPV（人乳头瘤病毒）检测，过程很简单，几乎没有痛感。

目前常见的宫颈癌筛查项目有：

（1）宫颈细胞学检查：

细胞学检查包括传统的巴氏涂片和薄层液基细胞学检查TCT，薄层液基细胞学检查具有获得样本量多，可排除血液、黏液等杂质以及取样过程简便的优点，可以明显提高癌变细胞的检出率，目前应用广泛。

（2）病原学检查：

病原学检查即取宫颈部位脱落细胞检查高危型HPV。检查方法较多，不仅可以检测是否有病毒，病毒载量（即数量）的多少，还可以进行分型，鉴别是高危型还是低危型HPV感染。

（3）肉眼初筛：

在医疗条件极不发达地区，还可以通过醋酸染色和碘染色的方法用肉眼初筛来发现宫颈癌前期病变。

（4）转诊阴道镜：

对细胞学异常、HPV16/18阳性或肉眼初筛发现阳性CIN2以上的病变，均应该转诊阴道镜以进一步明确诊断或进行病理组织学活检。

24. 宫颈癌筛查应该多久进行一次？

初次筛查可采用TCT联合HPV检测一起检查，效果更好。如果两项检查都为阴性，那么下次检查可以间隔3～5年。肉眼检查因敏感度低，主张每年检查一次。如有性交出血、阴道不规则流血、流液等症状则应随时就诊。

25. 什么是TCT（宫颈液基细胞学检查）？它和HPV（人乳头瘤病毒）检测不一样吗？

宫颈液基细胞学检查，是通过采集女性宫颈表皮的脱落细胞用显微镜来判断宫颈是否存在病变。而HPV检测，是通过实验检测宫颈或阴道分泌物，判断宫颈是否被HPV感染。可以说，细胞学检查的是结果，而HPV检测的是病因。

26. 宫颈癌筛查前有什么注意事项吗？

最好是三天之内不要有性生活，还需要在阴道里上药，不要在月经期进行检查，以免影响检测结果的准确度。

27. 宫颈癌疫苗如何发挥作用？

疫苗接种之后，可以刺激人体的免疫系统产生特异的保护性抗体。这种抗体就像人体卫兵一样，平时在人的体液中巡逻，一旦HPV出现，抗体就立即发挥作用，调动人体的免疫细胞把病毒消灭掉，阻止HPV感染和致病，从而达到预防宫颈癌的目的。

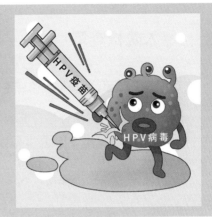

28 如何选择宫颈癌疫苗？

二价疫苗主要针对的是高危型16型和18型跟宫颈癌相关的病毒。四价除了16型和18型之外，还有6型和11型，主要是针对女性生殖道疣等一些低度病变的感染；九价就更广泛了，除了前面的四价之外，还有5种高危的病毒31、33、45、52和58型，这样九价基本上可以预防90%以上的和宫颈癌相关的HPV感染以及90%以上的生殖道疣的病变的相关HPV的类型，都包含在里面。

29 接种HPV疫苗有哪些副反应？

绝大部分不良反应轻微，可迅速缓解，极少有严重不良反应。研究表明，部分患者可出现注射部位红肿、疼痛（约90%）、头痛和乏力（约50%）、眩晕、发热、恶心等。同注射其他疫苗相似，建议接种后需观察半小时方可离开。

1. 子宫颈癌检查与诊断包括哪几种方式？

子宫颈癌检查与诊断的方式包括 B 超检查、CT 检查、MRI 检查、PET-CT 检查、肿瘤标志物检查、胸片检查、静脉肾盂造影检查、膀胱镜检查、阴道镜检查、诊断性宫颈锥切术等。医生会根据您的具体情况选择检查项目。

2. 什么是阴道分泌物检查？

阴道分泌物检查通常是指白带常规检验、寄生虫检查、微生物检查等，主要是白带常规和生化检查。

3. 什么是薄层液基细胞学检查和巴氏涂片？

薄层液基细胞学检查（TCT）是新柏氏液基细胞学检测的简称，是国际上使用最广泛的一种宫颈病变筛查技术。它是由传统巴氏涂片改进后的先进的宫颈脱落细胞采集、制片和阅片方法。与传统的巴氏涂片检查相比，TCT明显提高了宫颈异常细胞检出率，减少漏诊。TCT宫颈防癌细胞学检查对宫颈癌细胞的检出率为100%，同时还能发现部分癌前病变，微生物感染如真菌、滴虫、病毒、衣原体等。

4. 做宫颈细胞涂片检查前，需要注意什么？

（1）检查前24h内避免性生活。

（2）计划检查前24～48h内不要冲洗阴道或使用置

入阴道的栓剂，也不要进行阴道内诊检查。

（3）有阴道炎症时先进行治疗，以免涂片中充满大量白细胞和炎性细胞而影响诊断。

（4）检查应避开月经期。

5. 什么是阴道镜检查？

阴道镜检查是利用低倍显微镜，将宫颈或生殖器表皮组织放大10～40倍直接观察的一种技术。通过阴道镜检查，医生可以清楚地检查宫颈、生殖器，观察宫颈上皮及血管的变化，发现肉眼看不到的微小病变，判断是否存在病变及病变严重程度。阴道镜检查是宫颈上皮内病变和宫颈癌早期诊断的重要检查手段。

6. 阴道镜检查适合哪些人群？

（1）宫颈刮片细胞学检查巴氏3级或者以上者，或薄层液基细胞学为不典型鳞状上皮细胞阳性及其以上和（或）高危型HPV-DNA阳性者。

（2）肉眼观察可疑癌变，可疑病灶行定位活检。

（3）可疑下生殖器及生殖道尖锐湿疣。

（4）可疑阴道腺病、阴道恶性肿瘤。

（5）宫颈、阴道及外阴病变治疗后复查和评估。

（6）有接触性出血而肉眼观察宫颈无明显病变。

7. 什么是宫颈活检？

宫颈活检就是从宫颈上取一小块或几块组织做病理检查以确定组织诊断结果，常用于宫颈可疑癌变、宫颈刮片有可疑的细胞或怀疑有特异性炎症。宫颈活检通常是在阴道镜辅助下进行，医生通过对宫颈病变的判断，在病变最严重的部位进行组织切取，一般检查在10min左右即可完成。宫颈活检可以明确诊断，是确诊宫颈癌最可靠的依据。

8. 宫颈活检的注意事项有哪些?

（1）检查应避开月经期，最好在月经干净后的3~7d进行。

（2）检查前24h避免阴道冲洗和性生活，前48h避免阴道用药。

（3）术前应检查白带常规，确诊没有阴道炎方可进行活检。

（4）取活检的部位可能会出血，因此做完检查后1~2周内不要性交、阴道灌洗或坐浴。阴道出血多时，应到医院检查治疗。

（5）无论是宫颈癌前病变，还是宫颈癌，都必须通过宫颈活检的结果以确定肿瘤的病理类型和细胞的分化程度。

9. 宫颈癌的诊断方法包括哪些?

宫颈癌诊断需要专科医生结合病史、症状，根据细胞学和宫颈组织活检，HPV感染情况等判断，必要时还应该行宫颈锥形切除确诊。

10. 宫颈癌患者需要做MRI和CT检查吗?

除早期浸润癌之外，其余宫颈癌患者均需要做MRI和CT检查。同时结合妇科检查可以了解宫颈形态、病变大小、宫旁的情况、子宫位置、大小及附件有无肿块，帮助分期和选择治疗。通过MRI或CT能更加明确地了解病变大小和周围脏器的侵犯情况，了解盆腹腔淋巴结情况以及是否有肺、脑等远处脏器转移。

11. 宫颈癌患者需要抽血检查吗?

抽血化验除了可以了解肿瘤标志物的情况，作为治疗期间评价疗效和治疗结束随访的重要指标。另外宫颈癌在治疗之前，通过血常规、肝、肾功能、凝血功能等检查，判断是否有治疗禁忌证。且治疗期间应监测相关指标，观察有无骨髓抑制、肝、肾功能损害等，了解有无放化疗副反应及严重程度。

12. 宫颈癌常用的肿瘤标志物有哪些?

肿瘤标志物是指特异性的存在于恶性肿瘤细胞中,或由恶性肿瘤细胞异常分泌的特异性物质,或是指宿主对肿瘤的刺激反应而产生的物质,能反映肿瘤的发生发展,监测肿瘤对治疗反应的一类物质。宫颈癌患者常用的肿瘤标志物:鳞状细胞癌抗原(SCC)、细胞角蛋白19片段(CYFRA21-1)、癌抗原125(CA125)、癌胚抗原(CEA)。

13. 什么是宫颈锥形切除?

宫颈锥形切除术是宫颈手术的一种,由于切除的组织似锥体,所以称为宫颈锥形切除。其主要目的是切取组织送病理检查以明确病变范围和进行病理诊断,确诊宫颈的病变;另一目的是切除病变。常用的方法有电环锥切和冷刀锥切两种。

14. 宫颈锥形切除有什么注意事项?

宫颈锥形切除术是宫颈局部的手术,最大的风险就是出血和继发感染,所以最好选在月经干净后3～7d进行。

术前检查准备有:

①常规化验血常规,肝肾功能,凝血象。

②梅毒、HIV、乙肝两对半和丙肝等传染病检查。

③心电图检查。

④检查白带常规:如滴虫、霉菌和脓细胞,排除阴道炎或进行治疗后方可施行手术。

术后注意外阴清洁以免发生术后感染。术后2～3个月内避免性生活,以免出血和伤口感染。术后如有阴道出血超过月经量需立即去当地医院止血,阴道大量流血可能会有生命危险,宫颈锥切术后还应遵照医生医嘱定期检查。

四、院中治疗篇

1. 宫颈癌的病理类型有哪些?

宫颈癌最常见的病理类型是鳞癌，占宫颈癌的 70%～80%，其次是腺癌和腺鳞癌。还有一些病理类型如：恶性黑色素瘤、恶性淋巴瘤、神经内分泌肿瘤、肉瘤等较为少见。宫颈癌的病理类型十分重要，因为每种病理类型的生物学特点不尽相同，这与手术适应证和放化疗的敏感性相关，直接决定了临床医生的治疗策略。

2. 子宫颈癌的分期有哪些?

医生根据病史、症状、妇科检查和阴道镜检查结果，结合影像学和病理诊断综合进行全面分期，通过宫颈组织活检，确诊宫颈癌病理类型。目前子宫颈癌采用国际妇产科联盟制定的分期法，由轻到重分为4期。

（1）Ⅰ期：癌组织已经突破基底膜向深部组织浸润，但仍局限于子宫颈范围内。

（2）Ⅱ期：癌组织超越子宫颈范围，向上侵犯宫体；向两侧侵入宫旁，但没到骨盆壁；向下侵犯阴道，但未累及阴道下1/3。

（3）Ⅲ期：癌组织侵犯宫旁，达骨盆壁；或向下侵犯阴道下1/3。

（4）Ⅳ期：癌组织已侵犯直肠或膀胱，或蔓延到外阴部，或盆腔内广泛浸润，或有广泛转移。

3. 如何治疗宫颈癌？

常用的治疗方法有手术治疗、放射治疗、化学治疗、中药治疗和热疗等。放射治疗是宫颈癌的最常用的治疗手段之一，因为其对放射线的敏感性较高且适用于各分期患者。对于ⅡA期以前的早期宫颈癌患者，如果可以进行手术治疗，也就是根治性子宫切除。手术需要切除子宫及可能发生转移的宫颈两旁的组织、部分阴道、连同盆腔淋巴结。

4. 宫颈癌能用腹腔镜治疗吗？

对早期宫颈癌的治疗，现有两种腹腔镜的手术方法。第一种方法是在腹腔镜下切除淋巴、子宫血管以及宫旁组织，结合改良的扩大阴式子宫切除术，有技术条件的大型医院已经开始将这种手术方法用于早期宫颈癌的治疗。第二种方法是完全采用腹腔镜做扩大子宫切除术及双侧盆腔淋巴结切除术。

5. 宫颈癌放疗应注意什么？

放射治疗是治疗宫颈癌的有效方法之一，但会出现不同程度的反应和并发症。因此，治疗期间和治疗后应注意以下几个方面：

（1）感染可降低放射治疗效果，因此要注意预防。预防感染的方法是放疗期间做阴道灌洗，有感染时应加用抗菌素。

（2）贫血会降低放疗效果，因此对于贫血的患者，应加强营养，适当输血，或用促红细胞生成素，改善贫血状况。

（3）阴道宫颈粘连、宫腔积脓是放疗并发症之一，因此放疗后仍要坚持阴道灌洗。

（4）放疗期间或放疗结束后可能出现腹痛、腹泻、便血、尿频、尿痛等放疗反应或骨髓抑制。因此治疗期间或治疗后应禁食辛辣刺激食物，加强营养。

（5）放疗期间或放疗后短期内，放疗局部皮肤不能用碘酒，不要热敷，不贴胶布，以免刺激皮肤。

6. 什么是子宫颈癌介入治疗？

子宫颈癌介入治疗，即髂内动脉插管进行动脉内化疗和栓塞治疗，是指既有外科治疗又有内科治疗的新的治疗方法，可为手术创造更有利的条件。介入治疗过程中使用化疗药物，可防止肿瘤细胞向远处转移。此治疗能有效缓解临床症状和缩小原发病灶，有利于肿瘤的手术切除。

7. 盆腔肿瘤（直肠癌、膀胱癌、宫颈癌等）患者出现尿血、便血或阴道出血，可以做介入治疗吗，会有哪些副反应？

盆腔肿瘤晚期的患者可能会出现尿血、便血或阴道出血等并发症，在内科保守治疗无效的情况下，可以考虑行动脉栓塞止血。动脉栓塞止血对大部分患者有效，但是由于盆腔脏器血供丰富，侧枝较多，也有少数患者无效。另外动脉栓塞只是一种止血的措施，对病灶本身并无治疗效果，因此如果疾病继续进展，还可能再次出血。盆腔肿瘤行动脉栓塞止血最主要的副反应是双侧臀部疼痛，是一种缺血反应，持续几天就会逐渐消失。

8. 妊娠合并宫颈癌的临床表现是什么？

早期宫颈癌往往没有典型的症状，而晚期出现的症状和妊娠期改变有所类似，常常被忽略，最终导致耽误对宫颈癌的治疗。所以如果怀孕之后有下列表现，则要警惕宫颈癌的可能，并尽快就医，排除宫颈癌的可能。异常阴道流血：妊娠合并宫颈癌最常见的症状是无痛性阴道流血，包括阴道点滴出血、性交后出血或者大量出血，而且不能用妊娠相关原因解释，如：前置胎盘、胎盘早剥、异位妊娠、早孕流产或者滋养细胞疾病。异常阴道流液：阴道流液增多，为米泔水样，并伴有腥臭味，产生原因主要为癌组织坏死伴感染。晚期症状：包括盆腔痛、腿痛，甚至出现慢性贫血、呼吸困难等，由于这些症状跟正常妊娠的表现相似，常常会被忽略。妇科检查：宫颈赘生物可以在妇检时被发现，但是怀孕之后宫颈水肿或者正常的蜕膜反应会影响对早期宫颈癌的判断。

9. 妊娠合并宫颈癌诊断常用的方法有哪些？

妊娠合并宫颈癌的诊断方法与非孕期宫颈癌诊断程序大致相同，称之为"阶梯检查"，即前一项检查内容异常时，则进行下一步检查项目。第一步：宫颈细胞学检查+高危型HPV检查，异常时才进行第二步：阴道镜+宫颈活检，必要时行宫颈管搔刮，仍然提示异常时，则需要进行第三步：诊断性锥切。需要注意的是，妊娠期除非发现特定的病理类型，比如不典型腺细胞，或者宫颈原位腺癌等，否则禁忌做宫颈管搔刮，因为这有可能导致孕妇感染、胎膜早破，甚至流产等。

10. 怀孕期间发现了宫颈癌，可以等到分娩后再处理吗？会出现哪些不良影响？

是否维持妊娠而推迟治疗，需要根据妊娠月份、宫颈癌分期，以及患者和家属对胎儿的期望程度等因素综合加以考虑。如果是宫颈原位癌及微小浸润癌，孕妇与非孕妇的预后相似，故无论在任何孕期均可观察至足月后再处理。通常情况下，孕早期（孕20周前）发现患有宫颈癌，一般建议终止妊娠，积极进行宫颈癌的治疗。对于局部晚期宫颈癌或处于妊娠中期的患者，因手术或放疗都将影响继续妊娠和胎儿结局，在知情同意的基础上，可选择进行新辅助化疗，待胎儿基本成熟，计划性分娩后再行根治性手术治疗，当然药物的选择也十分重要。孕晚期发现宫颈癌，大多可采用期待疗法，在不影响预后的前提下，尽可能等待胎儿成熟，进行剖宫产分娩或同时行宫颈癌手术治疗。

五、康复篇

1. 妊娠合并宫颈癌治疗后，怎样随访？

妊娠合并宫颈癌在手术后，若不需要放化疗，术后第1月应复查，检查宫颈锥切伤口或阴道残端的愈合情况。术后2年内每3个月复查1次，第3～5年内每半年复查1次，5年以后可每年复查1次。复查内容包括妇科检查、宫颈液基细胞学检查或阴道残端细胞学检查联合HPV、肿瘤标记物CA125（腺癌）、SCCA（鳞癌）、盆腔B超检查（若怀疑复发，考虑行PET-CT评估全身情况，且在复发治疗前需经病理证实）。如果需要放化疗，则需要在外照射治疗前确保腹部伤口已愈合，后在治疗前确保阴道残端已愈合。完成放化疗后随访的时间及内容与手术后相同。

2. 关于宫颈癌/卵巢癌的诊治和康复，患者和家属容易产生哪些误区？

许多妇女在肿瘤诊疗的相关知识上比较欠缺，往往走入误区，经常涉及的问题有：

（1）没有妇科症状就不会患宫颈癌卵巢癌，也无须来医院体检。

（2）宫颈囊肿很严重，担心癌变。

（3）检查出人乳头状病毒（HPV）阳性，就是要患宫颈癌了。

（4）担心术前治疗失去机会，造成肿瘤进展，手术要求非常急迫。

（5）以为贵的药物才是效果好、副作用轻的好化疗药。

（6）内分泌治疗没有化疗可靠。

（7）对治疗期间使用中药或过分强调或十分排斥。

（8）对卵巢囊肿的癌变恐惧。

3. 老年宫颈癌患者放疗后一直有"阴道炎"反复发作，在家中如何自我护理？

"外阴阴道炎"是宫颈癌放疗后常常发生的早期并发症，表现为阴道黏膜充血肿胀、浅表溃疡或形成伪膜，有干涩、疼痛、分泌物增多等症状。如护理不当往往合并感染，甚至导致阴道粘连、闭锁等严重并发症。放疗结束后的自我日常护理主要以缓解不适、促进阴道康复愈合和预防粘连为主要目的，需要注意的几个细节有：

（1）加强阴道冲洗，坚持每日用温水（40℃左右，以不烫手为宜）进行冲洗。选择具有独立包装、后接冲洗袋可持续冲洗的冲洗器，不建议用替换性冲洗头或活塞挤压式冲洗器，避免交叉感染或宫腔逆行感染，也不能为了消毒杀菌使用含有化学添加成分的商品冲洗液。

（2）保持会阴局部清洁透气，穿宽松舒适、纯棉或丝质的内衣裤，每日换洗并经常日晒，以免细菌滋生。

（3）日常清洗时尽量不用碱性较大的肥皂和洗浴液，使用柔软的毛巾或纱布擦拭阴部，盆具毛巾等"专人专用"。

（4）外阴出现不适应避免搔抓，不建议自行用药，更不能使用激素类药膏。

（5）在医生指导下应用局部雌激素制剂，促进表皮生长的药物或维生素制剂，也可以使用天然的橄榄油或阴道润滑剂等涂抹外阴和阴道口，起润滑和保护作用。

（6）合并感染症状如分泌物多或伴有异味、疼痛和瘙痒等，要及时就诊，应用局部抗菌药治疗。

4. 宫颈癌放疗后出现阴道僵硬和粘连，有什么好办法？

盆腔后装放疗可引起阴道黏膜的放射反应，不少患者在放疗期间和放疗后发生溃疡性阴道炎、阴道纤维化而导致不同程度的阴道壁缩窄、僵硬、弹性变差，严重时甚至发生阴道粘连闭锁。不但影响近期疗效，还会造成治疗后同房疼痛、性生活困难等情况，并影响妇科检查的进行，降低生活质量和远期预后，应积极预防和处理。以下方法可根据个人情况和医生建议酌情选择应用：

（1）阴道冲洗：

是防治阴道粘连和感染非常重要的环节之一。可用温生理盐水或清水250～400ml，将冲洗头置入阴道内1/3，多角度持续冲洗，清除阴道分泌物。放疗期间每日进行，放疗结束后一年内每日或隔日一次，之后根据病情安排，可每周进行1～2次。

（2）阴道扩张疗法：

在医生指导下使用阴道扩张器，减轻阴道缩窄、僵硬程度，并维持阴道内组织的柔韧性和弹性，是一种可终身使用的方法。一般完成治疗后即可开始应用，从最小号开始，每周2～3次，每次维持20min，置入的同时配合腹盆底肌群锻炼。随着时间推移逐步增加扩张器型号，目标是达到无阻力置入最大型号而没有不适感。

（3）适时适度的性生活：

适度的性生活是放疗后预防和缓解阴道僵硬、粘连最好的天然疗法。阴茎的冲击对阴道扩张和弹性延展有好处；体液（如阴道、宫颈分泌物和男性精液）的润滑作用及局部适度摩擦，都有助于恢复阴道黏膜。无特殊情况，建议治疗后2～3月就可以恢复夫妻生活。

（4）使用外阴和阴道保湿剂、阴道润滑剂等：

此类制剂属于非激素性非处方制品，主要用于缓解外阴、阴道干涩及不适感，包括椰子油、橄榄油等天然油类、维生素E胶囊、阴道透明质酸凝胶等。涂抹于外阴或置入阴道内，一般每周2～3次，治疗后初期或症状较重者可增加用药频率，睡前应用可达最佳效果，也可用于性生活时、与阴道扩张器协同使用。

（5）应用阴道激素类制剂：

局部应用雌激素类制剂有助于促进阴道黏膜细胞增殖修复，维持阴道弹性，还可改善老年患者激素缺乏相关性的泌尿系统症状。

5. 宫颈癌根治手术后反复有排尿困难，时好时坏，这是怎么回事？有办法克服吗？

宫颈癌根治术后排尿困难比较常见，据研究发生率占50%以上。这主要是由于手术时为保证肿瘤治疗的彻底性，须切除足够范围的宫颈旁组织（子宫骶韧带和主韧带），从而不可避免地切断支配膀胱的神经，导致神经性膀胱麻痹；另外手术广泛剥离膀胱使膀胱壁神经及其血管供应受损，且术后膀胱位置的改变，均可导致膀胱功能障碍，发生排尿困难。

术前预防性进行会阴-肛门括约肌和腹盆肌群的收缩锻炼、主动性排尿中断练习；术后根据病情和医嘱留置导尿管，保持导管通畅并间断夹闭-开放（机械性地充盈-排空膀胱）；同时继续进行腹盆肌群的锻炼、每日按摩下腹部膀胱区或进行热敷和理疗等，加强膀胱肌肉收缩力，改善膀胱感觉及运动功能，多可逐渐恢复自主排尿。另外，有效预防和控制尿路感染，多饮水，及时更换尿袋，预防性应用抗生素等也是非常重要的康复环节。

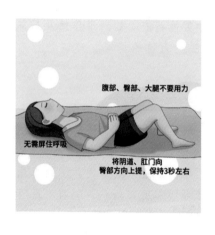

腹部、臀部、大腿不要用力

无需屏住呼吸

将阴道、肛门向
臀部方向上提，保持3秒左右

6. 宫颈癌根治手术后一条腿肿胀很严重，两条腿粗细不一，这是怎么回事？有什么好办法？

这种情况最常见的原因是发生了下肢慢性淋巴水肿。由于宫颈癌根治手术常需进行盆腔淋巴结清扫切除，造成淋巴管纤维化、瘢痕形成而狭窄、闭塞，导致淋巴回流受阻。下肢的淋巴水肿多发生在大腿，与健侧对比，患侧肢体周径增大，按压可呈现凹陷性水肿，摸起来较粗硬。预防和治疗淋巴水肿的一些方法包括：

（1）不活动时尽可能将患侧腿抬高，最好是高于心脏平面；如活动较多时，可穿戴弹力袜或使用弹力绷带增强压力，有助于淋巴回流。

（2）加强营养支持，多摄入高蛋白饮食，减少盐分摄入。

（3）肿胀较重感觉不适时，可用中药芒硝或如意金黄散外敷以减轻肿胀。

（4）定期锻炼，积极进行一些适当的促进引流的运动，通过下肢肌肉收缩，促使静脉和淋巴液的回流，但要避免剧烈运动。

（5）每日涂擦护肤霜或油剂，保持皮肤滋润；天气寒冷时应注意保暖，穿棉质而非化纤类的裤袜；避免接触刺激性的清洁剂。

（6）保护患肢，尽量避免受伤或感染，如不用力揉搓或摩擦皮肤、避免蚊虫叮咬、避免赤脚走路、及时处理皮肤裂口。

（7）避免患腿受到挤压，坐位时不交叉双腿，持续一种姿势不超过30min，避免使用过热或过冷的垫子，避免热浴等。

（8）每日检查肢体变化，特别要注意是否有发红、肿胀加重、疼痛或皮温升高等感染表现，有异常感觉需与医生及时沟通。

7. 宫颈癌治疗出院后，怎样进行恢复性运动？

手术治疗一般创伤较大、耗时较长，加之放化疗后体能确实有明显下降，因此治疗后患者有一个多方面的适应过程。应该根据自身情况，循序渐进，期待自然恢复与主动运动康复相结合，使机体各器官的生理活动逐步按正常节律运转，从而恢复正常生活。只要体力允许，伤口拆线后就应开始功能锻炼，如在床上进行下肢运动（足背伸屈、双腿伸直抬高和膝关节伸屈等运动），床边或室内散步等。出院后活动的类型和地点可根据病情和具体条件选择。轻者可到室外活动，重者以在室内活动为宜。

（1）散步：

可选择晨间、睡前、饭后等时间进行，从短频、慢步开始逐渐增加，每天定时或定量，至稍感疲劳为止。

（2）体操、太极拳、气功等轻度体力运动：

着重于四肢舒展和内脏功能锻炼，调节情志、安定心神，纠正植物神经功能紊乱，提高机体免疫机能，强度以微微出汗，又不至过于疲劳为宜。

（3）盆底肌群的锻炼：

可随时随地进行，主要是进行提肛、收腹和收提会阴部肌群的锻炼，预防功能性排尿排便困难，促进泌尿、直肠功能障碍的恢复。也可习练专门的凯格尔健肌操等。

（4）舞蹈、瑜伽、游泳等：

此类活动对大多数女性患者更为适宜。运动的同时，有助于增强植物神经的稳定，有效防止和控制癌因性疲劳，改善睡眠，加快身心的康复，同时加强了腹盆肌群锻炼，能起到药物起不到的作用。

（5）快步走、登山、打羽毛球等：

属于中度体力的运动，多建议在治疗后康复后期体力恢复正常时进行，对提高身体素质、增强免疫力、缓解紧张情绪有重要意义。

8. 提示宫颈癌复发的肿瘤标志物有哪些？

SCC、CEA、CA199、HE4、cyfra-211和CA125联合检测是宫颈癌的早期发现、判断复发、监测疗效、评价预后的最佳组合。

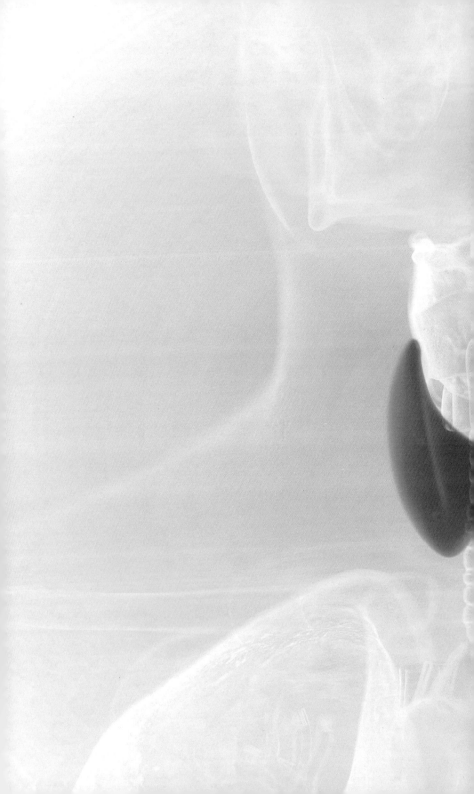

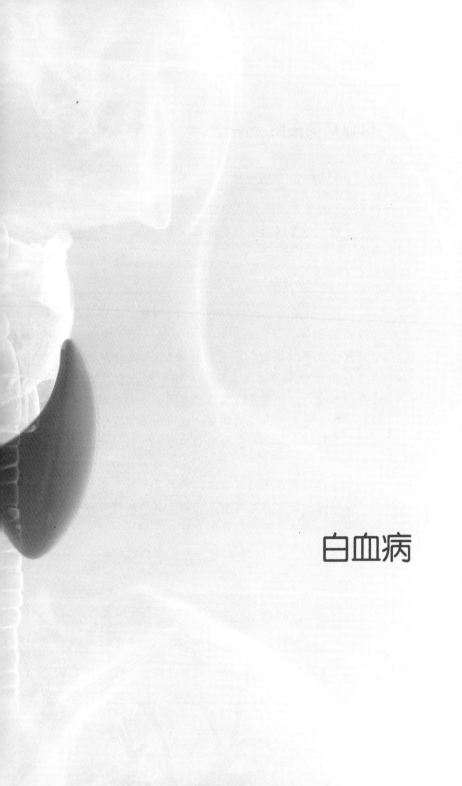

白血病

一、白血病的预防

1. 如何预防白血病发生？

对于大多数人来说，白血病的原因是未知的。没有办法阻止它，但可以通过一些方式降低风险。以下生活方式有助于预防白血病：

（1）远离辐射：

目前白血病的具体病因尚不十分明确，普遍认为是多种致病因素的共同作用下导致白血病的发病。因此，长期暴露于高强度辐射下，长期接触X射线或化学物品，如苯（会损伤人体的造血系统）、甲醛都是白血病的致病因素。另外还应注意居室装修、农药杀虫剂接触史、极低频电磁场暴露史、油漆接触史、住宅周围空气污染和有毒化学物质接触史等都与白血病诱发有一定的关系。因此，远离辐射及有害环境，生活中应注意远离电力辐射及电磁场，新装修过的房子应开窗通风放置至甲醛、苯检测在正常范围后再居住。从事放射工作的人员要加强防护措施，经常锻炼，定期检查身体。妇女在怀孕期间要避免接触过多的放射线，否则胎儿的白血病发病率较高。

（2）防止各种感染：

注意气候变化，积极预防感染，特别是病毒感染。

（3）定期体检：

对有遗传倾向的子女要加强医疗保健，做到疾病早发现早治疗，提高肿瘤性疾病治愈率。

（4）增强运动：

合理均衡膳食、增加体育锻炼。减少因为外在环境的因素所导致白血病。

（5）慎重使用某些药物：

如氯霉素、保泰松，某些抗病毒药物，或某些抗肿瘤及免疫抑制剂等，应避免长期使用或滥用。同时在用药期间注意监测血常规。

二、院前科普篇

1. 什么是白血病?

白血病又叫"血癌",是一种恶性的造血系统疾病,它的主要特征是:贫血、发热、感染、出血、肝脏、脾脏及淋巴结肿大等。白血病细胞的形态和正常的细胞很难区别,但是它的功能是不断的增殖,而且不会发展为成熟的细胞。于是,这些多余的细胞便侵入了身体的各个器官,从而导致了疾病。

2. 为什么说白血病是造血器官的恶性肿瘤?

白血病属于血液恶性肿瘤之一,这是因为与其他肿瘤的共同特征:一是白血病细胞与恶性肿瘤细胞相同,其增殖是不受控制的。二是对其他器官的侵袭,使机体出现系统功能衰竭而致死。三是白血病还可以显示出局灶性的肿瘤,例如小儿急性粒细胞白血病可以侵袭头颅眼窝,形成一种外表呈绿色的肿瘤。

3. 血液是由哪些成分构成的?

血液是由血浆和血细胞构成。血细胞又包括白细胞、血小板以及红细胞。

4. 白细胞的功能是什么? 正常值是多少?

白细胞是机体的一种防卫机制,可以抵御病原体的侵袭,一般分为中性粒细胞、嗜酸性粒细胞、嗜碱性粒细胞、单核细胞及淋巴细胞等。不同种类的白细胞,其作用各不相同。

（1）中性粒细胞：

它的主要作用是吞噬外来物质，特别是细菌。它是人体在出现急性炎症的时候最主要的反应细胞。细菌毒素和坏死组织的分解产物都会引发炎症，它们会促进中性粒细胞向炎性区域聚集，并吞噬细菌。

（2）嗜酸性粒细胞：

嗜酸性粒细胞的作用为抵制过敏性疾病和抗寄生虫。

（3）嗜碱性粒细胞：

嗜碱性粒细胞能分泌组织胺和肝素。

（4）单核细胞：

人体抵抗入侵细菌的第二道防线，是将死亡或不健康的细胞、微生物及其产物等进行清除。

（5）淋巴细胞：

对人体有一定的免疫调节作用，在细胞免疫中，T淋巴细胞有着重要的作用，在体液免疫中，B淋巴细胞有着重要的作用。

成人白细胞正常值为（4~10）$\times 10^9$/L，儿童正常值为（5~9）$\times 10^9$/L。

5. 血小板的功能是什么？正常值是多少？

血小板具有凝血、止血、修复受损的血管等作用。一旦身体遭受到伤害从而出血，它们就会不顾一切地蜂拥而至，将伤口封死。血小板与血液中的其他凝血物质如钙离子、凝血酶等，会在破裂的血管内积聚，形成血栓，将破裂的伤口及血管堵塞，而血小板又会释放出肾上腺素，使血管收缩，从而起到止血的作用。正常值为（100~300）$\times 10^9$/L，

6. 红细胞的功能是什么？正常值是多少？

红细胞的主要成分是血红蛋白，红细胞是血液中数量最多的一类血细胞，主要功能是输送氧气和二氧化碳以及红细胞还参与血液中酸碱物质的缓冲和免疫复合物的清除等过程。正常值为男性（$4.5 \sim 5.5$）$\times 10^{12}$/L，女性（$3.5 \sim 5.0$）$\times 10^{12}$/L，新生儿（$6.0 \sim 7.0$）$\times 10^{12}$/L。

7. 有人说白血病是由于感冒没及时治疗所引起的，这是真的吗？

引起白血病的病因有很多种，具体是什么原因导致的，到现在还不清楚。白血病的发生与病毒感染有关。感冒主要是由于流感病毒等引起的，一般不会导致白血病。那么为何白血病患者在确诊之前常常会有感冒症状？这是由于白血病患者在初期没有明显的症状，但是免疫力已经降低，很容易着凉，因此患者往往会以感冒的形式出现，最后被确诊为白血病。

8. 为什么会发生白血病？

其原因还不明确。因为放射线、电离辐射、病毒、化学物质（包括毒物和药物），以及遗传因素、免疫功能缺陷等因素，都会引起造血细胞的恶性变化。

9. 什么样的人易患白血病？

因为放射线、电离辐射、药物、毒物、病毒、基因等都是导致白血病的主要原因，因此，白血病在以下人群中比较容易发生：进行放射治疗的人员，接受放射治疗的肿瘤患者，甲状腺毒症和甲状腺癌接受碘[131]治疗，长期接触苯的工作人员、使用保泰松氯霉素的患者，以及曾经使用过细胞毒性药物的患者；家庭成员中有人得过白血病，双胞胎中的一个得了白血病，另外一个发生白血病的几率也很高。上述人群比其他情况下的人群更容易患上白血病，但是并不是以上类型的人都会患上白血病，而且也有很多人患白血病没有明确的病因。

10. 白血病能遗传吗？

虽然遗传因素对白血病的发生起到了一定的影响，但并非说父母有白血病，孩子也会有白血病，只是白血病病人的孩子比其他家庭的孩子更容易患上白血病。

11. 白血病有哪些临床表现？

（1）发热：

在急性白血病患者中，不明原因的持续发热是最常见的临床表现及就诊原因，超过一半的患者是从发烧开始起病的。

（2）贫血：

因为骨髓中的白血病细胞异常的增殖和紊乱，导致了正常的红细胞数量下降。

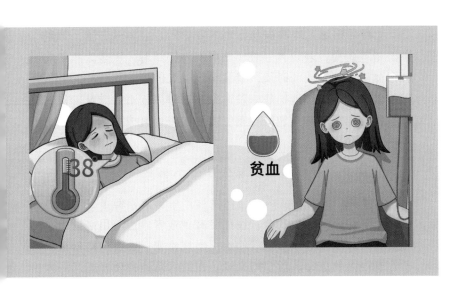

（3）出血：

在疾病发展过程中，所有患者几乎都会有不同程度的出血。

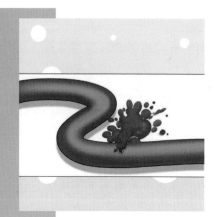

（4）一些组织器官的浸润：

如肝脾淋巴结肿大，骨骼及关节疼痛，牙龈增生、皮肤病变以及浸润肺、消化道、泌尿生殖系统等其他组织器官。

12. 白血病是怎样危害人体健康的？

白血病细胞在骨髓中大量增殖，导致了正常的造血细胞（红细胞、白细胞、血小板）数量下降，并且白血病细胞在发育的时候，会与造血的原材料争夺，导致了正常的造血功能丧失。因此，身体会出现贫血、感染、出血等症状。

当白血病细胞侵犯到身体的各器官后，会导致肝脏、脾脏、淋巴结等病变，表现为肝脏、脾脏、淋巴结肿大；当大脑和脑膜被白血病细胞侵染的时候，就会出现头晕、头痛、嗜睡、意识模糊等症状，还会出现抽筋、肢体瘫痪、排尿困难等症状。侵犯到肾脏，可能导致肾功能的损害；若受累于睾丸或卵巢，则会出现性功能异常的情况。

13. 白血病患者怀孕后该怎么办？

怀孕并不会对白血病的自然病程产生影响，但是在治疗过程中，为了保证母子的安全，往往会减少或者停止使用必要的抗白血病药物，从而导致白血病的治疗出现延误。白血病对母亲和孩子都有很大的危害。对孕妇来说，白血病可能会使产妇产后大出血的几率增高，且产妇产褥期感染的几率也会随之增高。对于胎儿来说，如果在怀孕中晚期出现白血病，通常可以顺利分娩；但是如果是在怀孕的前三个月出现这种情况，即使用了很多的办法治疗，还是会导致早产、流产、死产、新生儿死亡等，导致胎儿的死亡率还是很高的。患有慢性白血病的孕妇，特别是在发病1～2年的时间里，产妇和宝宝的预后都比较好，如果能采取积极的治疗，一般可以足月分娩出正常的胎儿。孕妇在怀孕时，应根据孕妇的情况和患者及家属的意愿，综合考虑，确定是否终止怀孕。

14. 什么是髓外白血病？

白血病细胞浸润骨髓之外的其他组织器官就是髓外白血病，常见的有：中枢神经系统白血病、睾丸白血病、白血病性眼病、白血病肺、心脏浸润等。

15. 什么是中枢神经系统白血病？

中枢神经系统白血病又称"脑膜白血病"，是指由白血病细胞浸润蛛网膜或蛛网膜附近神经组织所引起的一种临床症状和体征。它不是一种独立的疾病，是白血病在不同时期并发的一种特殊的表现。当白血病细胞浸润脑膜、脑实质脊髓等神经组织时，就会出现中枢神经系统白血病的症状和体征。由于多种化疗药物不易透过血脑屏障，隐藏在中枢神经系统的白血病细胞不能有效被消灭，成为白血病细胞的庇护所，是髓外白血病复发的首要原因。在临床上会出现头疼、恶心、呕吐、视乳头水肿、视力减退、抽搐、昏迷、偏瘫、脑膜刺激等症状。

16. 什么是绿色瘤？

绿色瘤是一种特殊类型的急性白血病，是一种白细胞在骨膜下或软组织中发生的局部性浸润。因为它的颜色是浅绿色的，而且有一个圆滚滚的突起，就像一个肉瘤一样，所以才有了这个名字。绿色瘤的全称是粒细胞性肉瘤，是一种由幼稚粒细胞在骨髓之外形成的局限性实体性肿瘤。绿色肿瘤在临床上并不常见。可以在白血病之前，也可以和白血病同时发生，还可以在白血病发生之后。绿色瘤多发于儿童，且男性发病率比女性高。绿色瘤多见于中枢神经系统，眼窝，骨髓等部位。在眼眶中，通常是两眼同时或先后累及，但是也可以在一定的时间内，由局限于一只眼眶而产生病变，其典型的临床表现是眼球突出、眼眶肿物。

17. 白血病既然是一种恶性肿瘤，怎么还会有急性与慢性之分呢？慢性白血病由急性白血病变来的吗？

白血病属于恶性肿瘤，但并不一定都是急性的，它分为急性和慢性两种。但是，两者是根据白血病细胞的分化成熟程度和细胞形态来区分的，并不能根据病程的长短来区分。二者在临床上的表现，诊断、治疗和预后上有明显的不同。因此，慢性白血病并不是由急性白血病转变而来，在白血病的分类中，急性白血病占多数，慢性白血病占少数。

18. 白血病细胞会跑到脑子里去吗？

因为白血病属于血液系统疾病，所以白血病细胞可以通过血液循环到身体内的各个器官。由于脑组织的血液供应比较充足，因此会有一些白血病细胞生长在脑实质和脑膜上。因为血液与脑组织间有血-脑屏障，常规的化疗药物很难到达中枢神经系统，所以需要通过腰椎穿刺将药物直接注射到椎管内，或者使用能够穿越血脑屏障的药物。常规的化疗很难杀死脑内的白血病细胞。因此，在血液里的白血病细胞被化学药物杀死之后，在脑膜里的白血病细胞所导致的症状就显得更为明显。头痛、恶心、剧烈呕吐、颈项强直、乳头水肿等是常见症状，严重者还会出现抽搐、偏瘫、昏迷等症状。

19. 白血病的发生与年龄有什么关系？

尽管不同年龄人群中可能出现各类白血病，但其发病方式因年龄而异。儿童白血病的发病率在所有急性白血病中大约为35%，在2~5岁之间最常见，70%~85%为急性淋巴细胞白血病，15%~30%为急性非淋巴细胞白血病。急性非淋巴细胞白血病主要发生于成年人，其高发期为40岁以上。慢性粒细胞白血病好发于成人及老年人，儿童的发生率只有3%。慢性淋巴细胞白血病是一种比较常见的老年疾病，年龄通常大于50岁。

20. 类白血病是不是白血病？

类白血病反应是当身体受到刺激后，会出现与急性或者慢性白血病血象相似的反应，并不是白血病。感染、中毒、恶性肿瘤、急性溶血、休克、外伤等都可以导致类白血病反应。此时患者外周血白细胞通常高于正常人，可在外周血中出现一定比例的幼稚白细胞，故与白血病相似。通常类白血病反应都能发现原发灶，如果把原发病因去掉，类白血病反应很快就会消失。类白血病反应一般是不需要进行治疗的，主要是通过抗感染、解毒和抗肿瘤等方式来进行对症治疗。因患者已有类似白血病的症状，故需给予适当的支持及对症处理。

21. 白血病病人白细胞一定升高吗？

很多患者认为，一旦患上了白血病，就会有外周血中的白细胞增加。但事实并非如此，在发病初期，或者在某一些类型的白血病患者中，外周血中白细胞并不是都会增加。虽然急性白血病的主要表现是血液中白细胞的异常，但是白细胞的数量的多少并不统一，没有经过治疗的白细胞总数可能会升高，可能会降低，也可能是正常的。

22. 怎么样区分急性白血病和慢性白血病？

急性白血病与慢性白血病的区别在于疾病的进展速度以及白血病细胞的成熟程度。如急性白血病，可快速扩散至全身及其他部位（如淋巴结，肝脏，脾脏，大脑，脊髓，睾丸等），若得不到及时的治疗，可能很快就会死亡。然而，有些慢性淋巴细胞白血病的发展速度很慢，有些病人在发病前要花上好几年的时间才有症状从而治疗，甚至有些病人根本就不需要治疗。急性白血病是由不成熟的细胞产生的，而慢性白血病是由成熟的白细胞产生的。

23. 白血病发病都很急吗？

并不是所有类型的白血病发病都很急。有些白血病的起病很慢，比如有些患者是慢性淋巴细胞白血病，病情发展很慢。也就是说，患者可能要花上好几年的时间，才会出现症状或者是要接受治疗。实际上，有些病人可能根本就不需要接受的治疗。而另一些病人，有可能病情会迅速发展，因此必须尽快进行治疗。还有一类叫做慢性髓性白血病，在某些情况下，也是没有症状的。有时可表现为乏力，消瘦，夜里出汗，发烧，疼痛，或左上腹部不舒服（脾脏肿大所致）。

24. 怎么尽早发现白血病？

现在还没有一种被普遍建议用来及早诊断出白血病的筛查方法（所谓的筛查，就是人们在没有任何症状的情况下对肿瘤进行检测）。但在一些病例中，白血病是可以被及早被发现的。注意白血病的症状和体征是早期诊断白血病的最佳方法。如果出现了症状或者其他的不适，应及时去医院检查。

25. 白血病可以治愈吗？

如果患者症状不严重，且有分子学变异提示预后良好，通过造血干细胞移植有治愈的可能。但如果是恶性程度高，病情比较严重，预后就比较差，即使接受了靶向治疗和手术，也有很大的几率会复发，很难根治。不过在治疗后，一般会有不同程度的缓解。总之，对于白血病患者而言，选择合适的治疗方法合适的治疗时机配合医生进行治疗的话是可以增加治愈的可能性的。

26. 白血病患者为什么容易发热？

白血病患者发热的原因主要是肿瘤性热以及感染引起的发热。肿瘤性发热是由于白血病患者的身体里有很多白血病的肿瘤细胞。肿瘤细胞可以刺激人体，使人体产生大量的致热因子导致人体发热，一般可以用退热镇痛药物来控制。感染引起的发热是由于在白血病患者中，白细胞的分化受到阻碍，有相当一部分的异常细胞被阻滞在了较为原始的状态。这类细胞无法达到快速杀灭病原菌的目的。再加上病人本身的免疫功能就很差，所以身体的抗菌力就会下降容易受到感染。

27. 白血病患者身上为什么容易发生出血以及瘀点瘀斑？

白血病患者骨髓正常造血功能受到抑制，外周血血小板数量低于正常水平，从而导致出血症状。凝血因子受损，凝血功能紊乱。白血病细胞积聚于血管，对血管壁造成损伤，因此易出现出血。

28. 白血病患者常出血的部位有哪些？

出血的部位很多，基本上身体的任何地方都有可能出现出血。以下几个出血部位比较常见：

（1）皮肤：其症状为出血点、瘀点、瘀斑或较大面积的紫癜，严重时可形成血肿。尤其是在有静脉穿刺的地方，或者有创伤的地方。

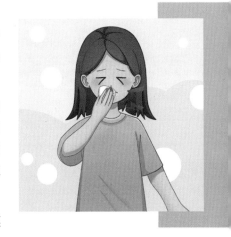

（2）口腔：牙龈和口腔黏膜的出血。症状轻的人会在刷牙后或者吃一些硬的东西后流血，病情重的人会在没有原因的情况下 也会流血，甚至会出现血泡或者血肿。

（3）鼻腔：有时触碰鼻腔黏膜或者无任何诱因从而导致出血。

（4）其他如胃肠道出血、女性阴道出血、眼球结膜的出血，甚至是脑出血。

29. 白血病患者为什么会出现贫血？

体内生成的红细胞减少。这是由于骨髓内的白血病细胞异常地大量增生，从而导致了红细胞生成遭受到抑制。白血病也影响了红细胞的发育和成熟，使其寿命变短。患有白血病的人经常会有出血，这会使贫血变得更加严重。患者接受化疗时，化疗药物也会损伤红细胞从而加重患者的贫血。

三、入院检查篇

1. 诊断白血病一般要做哪些检查？并且有什么意义？

（1）血象：

一般指血常规检查，能够发现外周血中白细胞、血小板及红细胞数量是否异常，患者是否有贫血，还会发现外周血中是否有幼稚细胞。

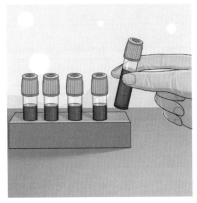

（2）骨髓穿刺检查：

通过骨髓检测，可以更好地了解患者的造血组织的变化。可以知道患者骨髓细胞中白血病细胞的比例，还可以进行细胞形态学、免疫学、分子生物学和细胞遗传学等方面的检查。这对于明确疾病的诊断和判断化疗后的疗效具有非常重要的意义。

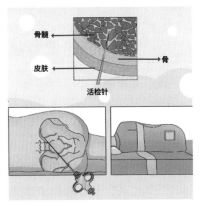

（3）免疫学检查：

通过免疫学检查可明确患者骨髓内的白血病细胞种

类，并可对其进行分类、分化及功能状况分析。

（4）细胞化学检查：

该检查对白血病的分型诊断和鉴别诊断非常重要。

（5）染色体和基因检查：

白血病往往伴随着特异的染色体及基因变异，与疾病的发生、发展、诊断及预后等密切相关。

（6）其他：

还可以做一些影像学检查如X线、B超等或者其他血液生化检查等都对疾病的诊断以及病情情况有一定的判断，为后续治疗提供判断依据。

2. 白血病的影像学检查有哪些？

X线、磁共振成像（MRI）、超声、计算机断层扫描（CT）等是常见的检查方法。它能显示出人体内的影像，从而确定体内有没有发生白血病。比如，可以通过CT扫描、超声波等来观察和测量脾脏的大小。胸腔内的淋巴结是否有白血病，可以通过X射线显示出来，CT可以对人体的淋巴结、心脏、气管、肺部、腹部和骨盆等器官进行成像。淋巴结的大小还可以用CT扫描测量。MRI会检测到磁场强度的变化，从而产生一系列关于身体内部结构和功能的详细图像。

3. 通过血常规检查就能诊断白血病吗？

血常规有可能检查出患者是否有白血病，但诊断不是以血常规为准。血常规检查能清楚地显示出白细胞的数量，也能在显微镜下看到有没有异常细胞。在一些白血病中，例如慢性淋巴细胞白血病的肿瘤细胞在血液中很容易被发现，慢性髓性白血病病人的白细胞增多，但是白细胞的增高并不一定都是由于白血病的原因，而且随着疾病的发展，还会有红细胞减少和血小板数量的增高或者减少。所以，不能仅靠血常规来对白血病进行诊断，为了更好地对患者进行诊断实现个体化治疗，还需要通过骨髓检查、细胞遗传学及分子生物学等其他方面的检查。

4. 怎么检测白血病的肿瘤细胞？

外周血、脑脊液、骨髓、淋巴结等部位都是白血病的肿瘤细胞常出现的部位。如我们可以在血液中发现慢性淋巴细胞白血病的肿瘤细胞，在脑脊液中发现急性髓性白血病的肿瘤细胞。一般可以通过血常规、骨髓穿刺、活检等方式对以上部位进行检测，从而发现肿瘤细胞。

5. 白血病患者为什么需要进行PET-CT检测？

白血病细胞可以出现在全身多个部位，PET-CT检查可以用于排查全身的肿瘤情况，明确肿瘤浸润的范围及位置，从而判断对治疗的效果。

6. 白血病患者为什么要做腰椎穿刺术？

腰穿可以检查脑脊液中是否有白血病肿瘤细胞，同时鞘内注射少量化疗药物用来预防中枢神经白血病。因为人体自身为了保护大脑，有血脑屏障，平时的静脉化疗，药物无法进入大脑，所以只能通过腰穿来检查白血病肿瘤细胞是否侵入了中枢神经系统，同时注射少量化疗药物用来预防中枢神经白血病。

7. 哪些患者不能做腰穿？

（1）脑疝：

脑疝进展期及发病期是腰穿的绝对禁忌证，因为此时做腰穿会导致脑疝加重，甚至会导致呼吸、心脏骤停。

（2）颅内占位性病变：

如果检查已经确诊是颅内占位性病变，如脑肿瘤等，这类患者通常伴有颅内压增高的症状，做腰穿风险比较高，容易诱发脑疝。

（3）自发性蛛网膜下腔出血：

患者通常考虑存在动脉瘤，一般也禁做腰穿，否则容易诱发动脉瘤再次破裂。

（4）局部感染：

在穿刺部位如果存在感染是不能行腰穿的，否则容易引起颅内感染。

（5）凝血功能异常：

如果患者存在凝血功能异常，如血小板明显降低、凝血因子缺乏、凝血时间明显延长等情况也不能做腰穿，否则容易引起出血不止的情况。

（6）腰椎结核：

存在腰椎结核患者也不适合行腰穿，否则容易导致结核菌进入颅内，引起颅内感染。

（7）腰椎骨折：

存在腰椎压迫性骨折的患者，也不能行腰穿。腰椎骨折时患者活动受限，可能无法行抱膝位。

（8）病情危重：

如果患者目前处于病情危重、生命体征不稳的状态，可能无法进行腰穿，因此也属于腰穿禁忌证。

8. 腰椎穿刺后有什么注意事项吗?

腰椎穿刺后患者要去枕平卧4～6h,防止颅内压降低引起的头痛。大约过4～6h之后,没有不适的表现就可以正常起身。腰椎穿刺后要多喝水,以清淡的食物为主,避免吃一些辛辣刺激的食物,如果感觉特别不舒服,可以遵医嘱对症处理,为了防止发生感染,伤口一定不要沾水,休息时也要避免压迫到伤口。

9. 骨髓穿刺检查对身体有害吗?

骨髓穿刺是非常安全的一项血液疾病检查项目,对身体来说没有太大的危害,是血液科最常用的诊断手段。骨髓穿刺术中提取的骨髓液相对于整个人的骨髓来说,可以忽略不计,一般提取骨髓液0.1～0.2ml左右。再者,患者常认为骨穿是非常疼痛的,有一种恐惧的感觉;但事实上,这项操作很简单,是在局麻的情况下,将穿刺针刺入骨盆侧边的髂前或髂后上棘部位的骨髓腔内,抽取少量骨髓液进行检查,必要时也可以选择胸骨柄进行穿刺。穿刺过程中局部会有酸胀感,部分敏感者会有局部疼痛,少量甚至没有任何感觉,一个熟练的医生操作骨穿的全部过程,也不过几分钟。而且骨髓是人体再生能力很强的组织,抽了以后会很快生成。因此,放平心态、消除恐惧,积极配合专科医生完成穿刺操作,尽早地明确诊断,判断疗效,使疾病得到有效及时的治疗。

10. 诊断白血病都需要做骨髓检查吗?

临床上确诊白血病必须进行骨髓穿刺检查,因为白血病细胞就来源于骨髓。造血干细胞在骨髓中恶性的异常的增生增殖,会导致正常的造血功能受到抑制,继而可能会通过外周血有所反应,但是外周血的一些改变不能完全代表骨髓的情况,例如某些白血病类型的外周血白细胞是正常的,甚至是减低的。如果单靠外周血血常规的变化来诊断的话,则容易出现误诊或者漏诊。所以怀疑白血病,必须要做骨髓穿刺检查。

11. 为什么要给白血病患者检查眼底？

给白血病患者进行眼底检查通常有以下几个原因：

看清楚眼底是否有白血病细胞浸润。为了确定有没有合并眼底出血，以及颅内出血的前兆通常会有眼底出血。如果出现头痛、呕吐等症状，要考虑到可能与颅内出血、中枢神经系统白血病等疾病有关，可以做眼底检查，通过视乳头的变化来判断是否存在颅内压升高的情况。

四、院中治疗篇

1. 白血病如何分类？

根据病程和白血病细胞的成熟度可将白血病分为急性白血病和慢性白血病。急性白血病又分为急性淋巴细胞白血病（ALL），急性非淋巴细胞白血病即急性髓系白血病（AML）。其中，急性淋巴细胞白血病有L1、L2、L3三个亚型，急性髓系白血病有M0、M1、M2、M3、M4、M5、M6、M7八个亚型。慢性白血病分为慢性髓系白血病（CML）即慢性粒细胞白血病和慢性淋巴细胞白血病（CLL）。

2. 白血病的主要治疗方式有哪些？

白血病的治疗方式主要包括化学治疗、放射治疗、干细胞移植、靶向治疗、免疫治疗、手术等。

3. 白血病可以手术治疗吗？

由于白血病细胞遍布全身血液，因此一般不进行手术。有一些慢性淋巴细胞白血病会有脾大的表现，当脾大的时候，需要通过手术切除脾，也就是所谓的脾切除术。

4. 白血病化疗期间哪些是需要注意的？

化疗可能会有一定的不良反应，可以采取以下方法：首先要吃清淡的食物来缓解肠胃的不适，并且要多吃一些富含蛋白质的食物来补充营养。平时要做好排便的准备工作，同时要做好个人卫生护理工作。其次，因患者在接受了化疗之后，身体的免疫力会有所降低，所以不能去人群密集的场所，也不能与受感染的患者直接接触，要做好个人卫生、勤洗手、勤漱口，这样就能降低被感染的几率。而且，在化疗过程中，多喝水多排尿，减轻药物对膀胱的刺激。在做完化疗后，一定要多休息，不能过度劳累。

5. 白血病会一直化疗下去吗？

虽然现在的治疗技术能够让大多数的白血病患者得到缓解，但是要想完全消灭正常血液或骨髓检查没有发现的白血病细胞，还是要进行维持治疗，这样才能避免复发。一般为3年的持续疗法。如果有白血病细胞再增殖，就必须进行二次治疗。

6. 什么是慢性髓系白血病？

慢性髓系白血病（CML）又称慢粒，是由白血病细胞恶性增生引起的，可能会波及到不同类型的细胞。但是，由于不同类型的成熟细胞并不会出现明显的发育成熟异常，所以，一些增生的白血病细胞，仍然会有一些保持了正常的细胞形态和功能。其临床表现为脾肿大、粒细胞增多，以及大量的中、晚幼粒细胞。

7. 慢性髓系白血病的病因是什么？

放射线的照射是慢性髓系白血病较为肯定的原因之一，另外一些化学毒物或药物也会导致诱发慢性髓系细胞白血病，如长期暴露于苯可以诱发慢性髓系白血病。

8. 慢性粒细胞白血病有哪些表现？

慢粒患者的临床症状及体征是：①脾肿大：大部分患者在慢性期时就能观察到，几乎所有的晚期患者都有一个巨大的脾脏。有70%的患者在确诊时就会出现这种症状，严重的患者可能会出现左上腹部的沉重感和进食后的饱胀感。如果脾脏很大，伸入盆腔后会有坠痛的感觉，也有可能发生脾栓塞、脾出血、脾周炎。②肝、淋巴结肿大：部分患者可出现肝肿大。在较早的病患中，淋巴结肿大是较罕见的，但也可能是慢粒急变期的第一个症状。

③胸骨有压迫感。④其他临床表现：不同患者可能会有发热、贫血、出血等表现。

9. 有哪些治疗方法可以治疗慢性粒细胞白血病？

治疗慢性粒细胞白血病可以使用化学药物治疗，如使用羟基脲、白消安等化学药物杀伤肿瘤细胞；使用干扰素治疗，干扰素具有抗病毒和抑制肿瘤细胞增殖的功能，可抑制慢性粒细胞的复制，对慢粒有一定的疗效；放射治疗如X线照射脾区以及骨髓移植等。

10. 慢性粒细胞白血病的好发人群有哪些？

慢粒在各个年龄段都有可能出现，其发病的中位数，亚洲国家为40~50岁，欧美国家为55~65岁，男性与女性的比率为1.4：1。

11. 什么是慢性淋巴细胞白血病？

慢性淋巴细胞白血病（CLL）又称慢淋，是一种以淋巴细胞过度增殖、聚集为特征的白血病。这类淋巴细胞的体型很小，通常具有正常的特点。多侵犯淋巴结、脾脏和骨髓，除了血液形态变化之外，还伴随着免疫球蛋白的缺乏。这种白血病的发病率很低，大约只占慢性白血病病人的10%。

12. 慢性淋巴细胞白血病有哪些表现？

在发病初期，病人往往没有明显的临床表现，一般表现为乏力、食欲下降、体重下降、发烧等症状。50%以上的病人有淋巴的肿大，淋巴结肿大可能是局部的，也可能是全身的，其中颈部淋巴结肿大最为常见，脾脏大与肝部的肿大要比淋巴结的肿大少见一些，有些患者可能会伴有皮肤损害。

13. 有哪些治疗方法可以治疗慢性淋巴细胞白血病？

化疗和放疗及支持治疗是慢性淋巴细胞白血病的主要治疗方法，根据目前的治疗标准，慢性淋巴细胞性白血病被认为是无法治愈的。治疗旨在缓解症状。

14. 慢性淋巴细胞白血病的好发人群有哪些?

慢性淋巴细胞白血病多发于中老年人群,欧美地区慢性淋巴细胞白血病患者的平均发病年龄为70~75岁,中国为65岁。

15. 什么是急性淋巴细胞白血病?

急性淋巴性白血病(ALL)是一类由淋巴细胞的B/T细胞分化而成的恶性血液病。异常增殖的原发细胞不仅会积聚于骨髓,影响机体的正常造血功能,还会侵犯到其他非骨髓组织,如脑膜、淋巴结、生殖器官、肝脏等。

16. 急性淋巴细胞白血病有哪些表现?

白血病有的症状急性淋巴细胞白血病都可以发生,如贫血、出血、发热,以及白血病细胞侵入脏器引起肝、脾、淋巴等肿大。尤其在小儿急性淋巴细胞性白血病(ALL),骨髓及骨膜侵犯可导致骨关节痛。侵犯中枢神经系统常见会引起颅脑瘫痪、头痛、视听症状、情绪变化及一过性脑缺血。

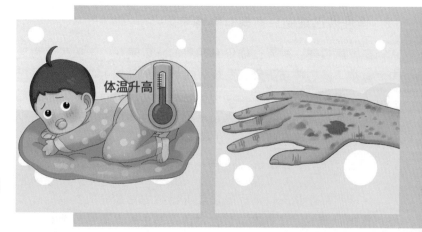

体温升高

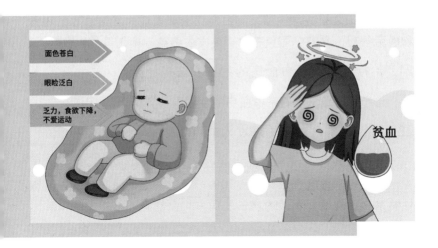

17. 有哪些治疗方法可以治疗急性淋巴细胞白血病?

如果诊断为急性淋巴细胞白血病,首先要做的就是尽快地进行化疗,一是尽量地杀死造血组织和器官内的白血病细胞。二是预防或杀死潜藏的白血病细胞(尤其是那些药物无法到达的区域),如中枢神经系统白血病。

18. 急性淋巴细胞白血病的好发人群有哪些?

3~4岁儿童发生急性淋巴细胞白血病最常见,儿童是发生急性淋巴细胞白血病最多的一类人群,男性和女性的比例在1.1~1.6:1之间。

19. 什么是急性髓系白血病?

急性髓细胞性白血病(AML)是髓系造血干/祖细胞恶性疾病。以骨髓与外周血中原始和幼稚髓性细胞异常增生为主要特征。

20. 急性髓系白血病有哪些临床表现?

急性髓系白血病早期的临床表现与流行性感冒及其他常见病

有异曲同工之处。急性髓细胞白血病主要表现为发热、容易嗜睡和疲劳气短、骨痛、面色苍白、易发生感染、瘀伤异常出血等。

21. 治疗急性髓系白血病的主要方法是什么？

化疗仍然是急性髓系白血病的主要治疗方法。

22. 急性髓系白血病的好发人群有哪些？

急性髓系白血病更容易发生在成年人当中，在儿童白血病中，急性髓系细胞白血病约占30%，通常在婴幼儿时期发生。急性髓系白血病随着年龄的增长发病率也会提高，平均发病年龄为50岁。

23. 白血病的治疗分为哪几个阶段？

白血病的治疗分为两个阶段，一个是诱导缓解治疗，一个是缓解后治疗，缓解后治疗又分为强化治疗和维持治疗。诱导缓解是以最大速度减少白血病细胞为目的，让骨髓的造血功能恢复正常，从而实现完全缓解。缓解后治疗的目标就是要采取一种持续较长时间的巩固和强化治疗，从而将体内残留的白血病细胞彻底消灭掉，预防白血病的复发，达到延长患者的生存时间的目的，最终目的还是要将白血病彻底治愈。

24. 在治疗方面急性白血病与慢性白血病有区别吗？

对于急性白血病的病人，在确诊后要尽快进行足量的联合化疗治疗，还要重视髓外白血病如中枢神经系统白血病或者是睾丸白血病的预防和治疗。用药上要遵循个性化的原则，即对于年龄小，临床症状较轻的患者（除了急性早幼粒细胞白血病），可以进行强力化疗。相反，对于年龄较大且临床状态较重的患者，因其对强化疗法的耐受性较差，且与治疗有关的病死率较高，故其治疗方式也需更为保守。对于慢性白血病来说，因为患者的发病年龄比较大，而且白血病的发展速度也比较慢，所以对于一些病情发展非常缓慢的患者可以采取温和用药或停用药物进行观察，但是对于那些有条件并且适合进行异基因干细胞移植的患者，还是要进行积极的治疗。

25. 什么是干细胞？

造血干细胞是一类具有自我更新能力，具有较强的分化发育和再生能力，能够产生各种类型的血细胞。造血干细胞的来源是红骨髓，它可以通过血流转移到外周血中，所以捐献造血干细胞以及献血不会对造血功能造成损害。

26. 什么是造血干细胞移植？

造血干细胞移植（HSCT）是将正常人类的造血干细胞注入患者体内，使患者的造血功能以及免疫功能得以恢复，从而治疗一些疾病。造血干细胞移植可以分为三种类型：骨髓移植、外周血干细胞移植、脐血干细胞移植。

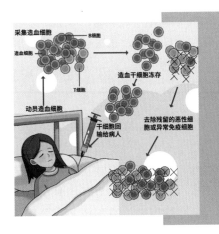

27. 什么是白血病的骨髓移植？骨髓移植有哪几种方式？

骨髓移植是一种将供体的造血干细胞移植到患者体内，使患者的造血功能得到恢复的方法。骨髓移植根据供体的不同有两种形式，异体骨髓移植和自体骨髓移植。异体骨髓移植又可分为异基因骨髓移植（供者与患者的基因完全相同的情况）和同基因骨髓移植（同卵孪生子女）。

28. 外周血干细胞移植是怎么回事？

外周血液中的造血干细胞移植，主要是利用血液单采技术，从供体中提取外周血液中的造血干细胞。一般人外周血中不含造血干细胞，需要先注射造血细胞生长因子，将骨髓中的干细胞释放到外周血中，再用细胞单采技术收集释放到外周血中的造血干细胞。中华骨髓库就是通过这样的方法来收集捐献者的造血干细胞。

29. 什么是骨髓移植的预处理？预处理的目的是什么？

骨髓移植的预处理，就是在骨髓回输之前，先给患者大剂量的化学治疗，或者配合大剂量的放射治疗。预处理的目的主要是：

对患者原有骨髓进行"清扫"，使移植的新骨髓获得"种植空间"对患者的免疫系统进行抑制，以免移植的供体细胞产生排斥反应。杀灭体内残余的肿瘤细胞。

30. 同基因骨髓移植和异基因骨髓移植的优缺点分别是什么？

同基因骨髓移植的优点是对白血病没有任何的免疫反应，具有很好的优越性。从而降低了移植并发症的发生率，提高了移植的安全性。缺点为基因供者的机会极少，且不适合用于遗传性疾病的治疗。异基因骨髓移造血干细胞来源于正常供者，无肿瘤细胞污染，且移植物有免疫抗肿瘤效应，故复发率低、治愈率高。但供者来源受限，易发生移植物抗宿主病，移植并发症多，导致移植相关的死亡率高，患者需长期使用免疫抑制，长期生存者生活质量可能较差。

31. 什么是移植物抗宿主病？

移植物抗宿主病（简称GVHD）是异基因造血干细胞移植的主要并发症，是由于来自异体供者的造血干细胞在患者体内植活后，将患者的身体当作"敌人"进行免疫攻击，使患者出现一系列的不良反应。如移植后出现发热、皮肤潮红、皮疹、肝脾肿大、肝功能不全、全血细胞减少、肝炎、严重腹泻、骨髓硬化、感染等，严重者还会出现致命的并发症。

32. 异基因骨髓移植常有哪并发症?

除了出血呕吐等前期大剂量放化疗引起的毒副作用外,移植后还容易发生,是移植物抗宿主病、间质性肺炎以及移植物失败后感染等严重并发症。

33. 骨髓移植期间患者日常生活有哪些是需要注意的?

骨髓移植过程中,由于化疗药物的毒副作用,可能会引起患者的一些不适感。可以多饮水,这样才能更好地帮助化疗药物排出,从而减轻出血性膀胱炎的症状,如血尿、尿频等。其次是恶心、呕吐、腹泻等消化道反应,通常会持续一个星期的时间,患者可以勤漱口、清洗肛门等,防止感染。此外,由于血细胞数量减少到了一定程度,很可能会出现感染、出血等相应并发症,所以一定要进行有效的抗感染治疗,为了防止血小板降低引起的出血可以使用软毛牙刷、吃软食、不吃刺激性大的食物、保持大便通畅等。在移植过程中,患者的抵抗力会下降,胃肠功能也会减弱,需要注意多休息,多吃一些容易消化的食物。

34. 为什么骨髓移植后还需要服药?

在骨髓移植术后,患者的免疫系统还没有完全恢复,很容易出现感染,为了防止感染,必须要口服抗菌药物。当干细胞来源于他人时,移植到患者体内的免疫细胞会侵袭患者的特定脏器(如皮肤、胃肠、肝脏等),出现皮疹、腹泻等症状,必须通过长期口服抑制剂(如泼尼松、环孢菌素等)才能控制。

35. 白血病患者为什么容易发生尿酸性肾病?

疾病进展和联合化疗过程中,因为白血病细胞被大量破坏,导致细胞内核酸(嘌呤)的代谢产物尿酸增加。白血病尿酸性肾病是因为尿酸排泄增多,在肾小管偏酸性($pH < 5.5$)的环境中形成尿酸盐晶体,堵塞肾小管,导致阻塞性肾脏损伤。因为该病病情严重的时候会有高血钾和肾功能衰竭,所以需要进行补液、利尿、碱化尿液和别嘌呤醇降尿酸等治疗,对严重的肾脏损伤患

者，甚至需要进行血液透析等治疗。

36. 什么是白血病的髓外复发？

白血病患者检查处于完全缓解的情况下，在骨髓之外的其他组织或器官中发现了白血病细胞的浸润，如在中枢神经系统、男性睾丸、女性卵巢的生殖系统，或者是在皮肤上出现了绿色瘤等，通常这是白血病复发的前驱征兆。

五、康复篇

1. 白血病患者的饮食原则是什么?

白血病患者治疗后应食高蛋白、富含丰富维生素,以及含铁丰富的食物,尽量少吃一些生冷的、辛辣的、油腻的食物。过度饮酒对身体的康复也是不利的。

2. 白血病患者要忌口吗?

从饮食上来说,白血病患者并没有不能吃的食物。只是在治疗过程中,为了防止发生并发症,患者应该注意以下几种饮食:要注重食物卫生,禁食隔夜的或腐败的食物;在吃东西的过程中,如果有硬物刺破了口腔黏膜,可能会导致口腔溃疡,甚至是出现局部感染,所以不吃硬的或是油炸的食物,吃鱼类食物尽量去除鱼骨鱼刺;饮食结构要合理,尽量多吃一些新鲜蔬菜,有较差的排便习惯或患有慢性便秘的人,尤其要多吃富含纤维素的食品。

3. 白血病患者能用哪些营养品?

(1)大枣:对于癌症患者来说,放化疗后会引起白细胞减少、贫血、血虚等症状,且大枣又具有养血益气的作用。

(2)香菇:香菇可以提高人体的免疫功能,对于癌症患者放化疗后预防白细胞减少所造成的免疫力下降有一定的作用。

(3)人参:人参有强身健体以及补元气的作用,对于肿瘤患者尤其适用。

（4）党参：党参具有补气健胃，滋补气血的功效，适合于气虚者服用。

（5）花生米：花生不仅有很高的营养价值，而且有很好的药用价值。

4. 白血病患者应怎样做康复体育锻炼？

运动是人体健康的重要保障。我们每天都要做很多的运动，比如走路、爬楼梯、擦地板、做饭等。白血病患者长期躺在床上，如果不注重运动，会导致肌肉萎缩、关节僵硬、脏器组织功能下降，所以一定要有规律地运动。刚开始的时候，可以模仿一些简单的运动，或者是在床边做一些运动，然后就可以下床活动了。散步是最容易也是最切合实际的运动方式，但是要小心不要到人群密集的场所，或是空气污染的地方，以免引起呼吸系统的感染。如果有了足够的体力，可以适当的加大运动量，动作没有任何限制。

5. 白血病患者为什么应特别注意预防感冒？

感冒是一种呼吸道感染，在日常生活中最为常见，对于普通人而言，如果不进行治疗，大约一周后就会自行痊愈，而白血病患者由于自身免疫力低下，极易合并感染。一旦得了感冒，往往需要十天半个月才能痊愈，这对患者的康复有很大的影响。感冒的诱因有很多，比如季节变化、劳累、冷热不均等，所以，白血病患者在没有做好自身防护的情况下，也很容易着凉，要随时注意保暖，少去人群多嘈杂的地方，避免劳累。

6. 得过白血病的患者还能进行生育吗？

目前，白血病的治疗主要是以化学疗法和细胞毒性药物相结合的综合治疗。因为所使用的细胞毒性药物，在大量杀死白血病细胞的情况下，通常也会对身体内的一切增殖性细胞，产生一定的致死或致畸影响。如果白血病患者伴有睾丸、卵巢等处白血病浸润，需要配合系统化疗，配合局部放射治疗，才能对髓外白血病病灶进行治疗。所以，经过以上疗法治疗的患者其生育能力会大大降低，结婚后不能生育，或者一旦怀孕，胎儿畸形、致残、死亡、流产的几率都很高，白血病患者不建议生育。

7. 患了白血病的患者还能进行工作吗？

对于急性白血病患者来说，在症状没有得到缓解的时候，因为疾病本身或者是化疗的原因，生活和工作能力都会受到很大的影响，这个时候是不适合工作的。但是如果症状得到了彻底的缓解，经过一年的常规强化巩固治疗，如果身体状况还好，同时又有这样的心理需要，就可以考虑做一些力所能及的事情。而慢性白血病，因为其病情发展缓慢，可以在相当一段时间内，病情保持稳定，不需要住院治疗，甚至不需药物治疗。对于这类患者，应当鼓励其参加一些力所能及且不影响其接受治疗的工作。

8. 白血病患者在化疗后的门诊随访有什么需要注意的？

化疗中部分药物排出后会损伤肝、肾等主要排毒器官，部分药物还会损伤心、肺、神经等重要的脏器。所以在做完化疗之后，要在门诊进行跟踪观察，观察血细胞是否有降低的迹象，如果有必要，还可以用药升血细胞或者是输血。需要按时定期进行血液检测、肝肾功能检测、心肺功能检测、心肺功能检测等查看脏器功能是否有异常。

9. 骨髓移植后为什么要建立严格的门诊随访档案？

因为骨髓移植存在着长远的风险因素，所以需要定期地跟踪检查，以便尽早地发现异常并进行治疗。比如一些白血病患者，在进行骨髓移植后，可能会出现复发；一些患者，可能会因为移植的原因，导致器官损害；一些患者，可能会因为移植的原因，产生新的肿瘤；还有一些患者，可能会因为内分泌的原因，导致内分泌的改变。所以，及早发现、及早处理是影响移植成败的重要因素。

10. 为什么白血病患者大便通畅很重要?

由于便秘或大便干燥,往往会导致肛裂。如果发生了肛裂,很容易造成肛周感染,这主要是因为白血病自身或者是化疗等原因导致的。严重的话,细菌会通过伤口进入血液,引起全身感染,这不仅会给患者带来很大的痛苦,也会对治疗造成很大的影响。